마음 동의보감

마음 동의보감

동의보감으로 배우는 생활 속의 명상

김경철 지음

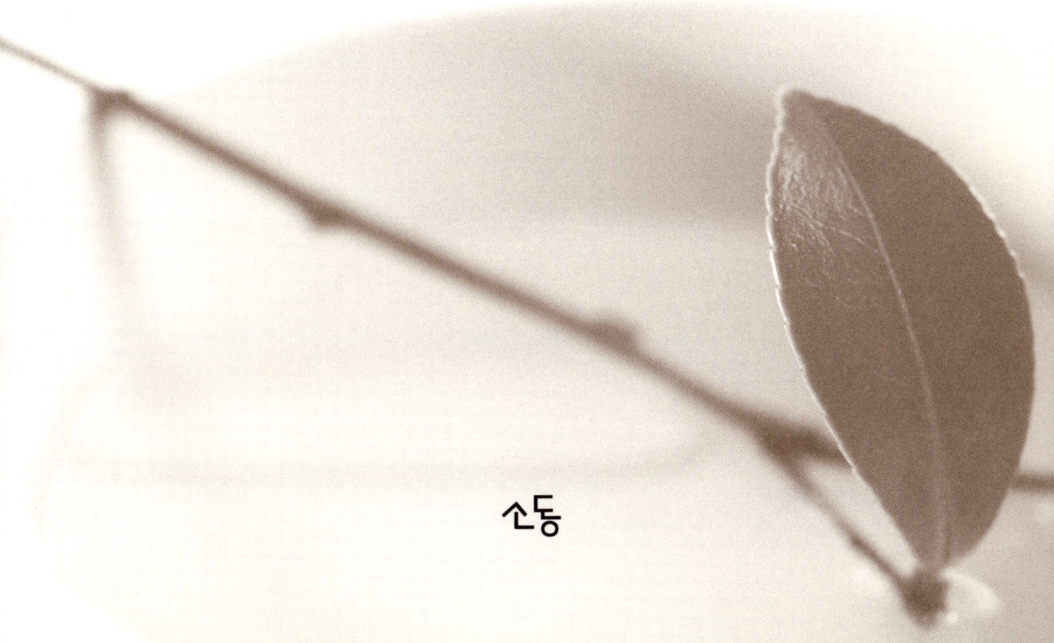

소동

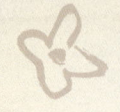

저자의 글

글재주 없는 사람이 모습 없는 마음의 공부를 표현하자니, 열정만으로는 많이 부족함을 느낀다. 그럼에도 불구하고 이렇게 책을 쓴 것은 이 좋은 마음공부·명상수행을 널리 알리고 싶기 때문이다. 대학 시절부터 나름대로 이리저리 실행했던 마음공부·명상수행이 그동안 살아오면서 여러 가지 큰 힘을 주었으며, 또 한의학을 통하여 마음공부·명상수행을 하게 된 것이 너무나 큰 행운이라고 여겨진다. 이렇게 항상 행복한 마음으로 살아갈 수 있는 방법을 공유하고 싶었던 것이다.

동북아시아 정신문화에 많은 관심을 가지고 수련하면서, 젊은 시절에는 모습의 경계에 떨어지는 수련을 하였지만, 점차 제대로 된 마음공부·명상수행의 인연을 만나 지금까지 이어져 오고 있다. 이 책에서 소개하는 마음공부·명상수행의 내용과 방법들은 이렇게 직접적으로 경험한 수행의 결과물이다. 수행자와 한의과대학 교수로서의 삶이 연계되면서, 평소 지론으로 가지고 있는 '생활과 함께하는 수행'을 위하여, 《마음 동의보감》을 집필했다.

제1부는 마음공부·명상수행의 길라잡이가 될 글들을 실어서 초보자들에게 도움을 주고자 하고, 제2부는 독자 여러분들이 마음공부·명상수행을 한번 경험해 보도록 마음공부의 실제 방법을 이야기한다. 사회생활에서 어떤 일이 생겨도 헤쳐나갈 수 있도록 생활 속에서 실천할 수 있는 마음공부·명상수행 방법을 소개한다. 제3부는《동의보감》에 나오는 마음공부·명상수행에 관련한 내용들이다.

사실, 우리 모두가 마음공부·명상수행을 실행하고 있지만, 그런 줄도 모르고 살아가고 있다.《마음 동의보감》을 통하여 우리 생활 속에 녹아있는 마음공부법을 알았으면 하는 바람이다. 이 책에서 소개하는 마음공부·명상수행은 저 멀리 여행을 가거나 고즈넉한 산사에서만 찾을 수 있는 이상향의 이야기가 아니다. 평범한 사람들이 사회생활을 하면서 더불어 실행 실천할 수 있는 내용들이다. 오히려 사회생활과 더불어 할 때 마음공부에 더 큰 힘이 생긴다고 할 수 있다.

의학서로만 알려져 있는《동의보감》이 고대와 중세에 걸친 동북아시아의 문화가 융합된 철학서이며, 마음공부·명상수행에 근본을 두고 있음은 우리 민족의 큰 자랑이다. 우리나라는 고대와 중세의 유불선 문화가 지금도 일상 속에 녹아있고, 또 세계문화유산에 등재된《동의보감》과 함께한 세월이 짧지 않기에, 중국이나 일본에 비해 마음공부·명상수행이 생활 속에 훨씬 널리 퍼져 있다.

한편, 먼 옛날 고대나 중세에는 전문적인 몇몇 사람들만이 마음공부·명상수행을 했다. 그러나 이제는 보편화된 민주주의만큼이나 마음공부·명상수행도 대중화되었다.《마음 동의보감》이 이런 마음공부의 보편화에 일익을 담당한다면 참으로 흐뭇할 것이다.

아무튼 "정신집중과 몰입을 통하여, 사회생활에서 감정 조절을 주체적으로 하는 마음공부"가 건강에 중요할 뿐만 아니라, 인생의 참된 의미를 깨닫게 하며, 사회적인 소통에도 도움이 된다는 사실이 널리 알려지기를 바란다. 그러면 우리 사회도 좀 더 나은 사회가 되지 않을까 하는 마음이다.

    전체적인 이야기의 서술에서 가장 주된 방안은 "가랑비에 옷 젖는" 전략으로 진행했다. 그래서 독자들은 이 책을 먼저 부담 없이 죽 읽어 나가면 한다. 읽다 보면, 앞에서의 의문점이나 궁금함이 해소되기도 하고, 더 조장되기도 하면서, 점점 더 마음공부에 친화적인 분위기가 만들어질 것이다.
    머리로만 이해하는 것은 아무런 도움이 안 된다. 반드시 조그마한 실행 실천이라도 행해야 도움이 된다. 그래서 축복과 행복의 느낌을 받고, 죽을 때까지 마음공부·명상수행을 할 수 있는 경지가 되었으면 한다.

원명圓明 김경철

목차

저자의 글 _ 4
서문 | 진정한 행복을 찾는 길 _ 11

제1부 마음공부·명상수행 알아가기

마음공부·명상수행, 어떻게 시작할까 _ 28
반복이 잡념과 망상을 없애준다 _ 28 | 정신집중을 통한 몰입 _ 30
습관을 버리고 자신을 살펴본다 _ 37 | 마음을 모아서 평정심을 갖는다 _ 40

현대사회와 마음공부, 스트레스와 화병을 조절한다 _ 44

마음공부·명상수행, 생활이 행복해진다 _ 52
가짜가 아닌 진짜로 살기의 행복함 _ 52
진정한 자유인 _ 54 | 모습에 집착하는 삶 _ 56

마음공부·명상수행의 기본 이치 _ 68
모습 없는 마음이 몸을 굴리네 _ 68 | 마음공부·명상수행의 기본자세 _ 71

마음공부·명상수행, 사회를 소통하게 한다 _ 73
기업 경영자에게 꼭 필요한 수행 _ 73
학업에 도움이 되고 학교 폭력을 예방한다 _ 80
자살을 방지하고 예방한다 _ 83

마음공부·명상수행에 관한 오해들 _ 90
복록이 온다, 하던 사업이 잘 된다 _ 91 | 건강해진다, 무병장수한다 _ 95
신통력이 생긴다 _ 97 | 화를 내지 않는다 _ 98
조용한 시골이나 산속에서 한다 _ 102
부자 되고 성공하는 일에 방해가 된다 _ 103
돈 좀 벌어 놓고, 나이 든 후에 한다 _ 104
자신이 믿는 종교와 배치되어 하기 어렵다 _ 106

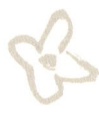

제2부 일상에서 실천하는 마음공부·명상수행

자세와 호흡만 바로 해도 병을 고친다 _ 114

편안히 숨 쉬면서 호흡의 수 헤아리기 _ 119

차분하게 한곳을 응시하기 _ 122

가만히 서서 척추 바로 세우기 _ 127

산책하는 것이 곧 마음공부·명상수행 _ 133

고요하게 스스로를 관조하기 _ 135

놓는 공부 _ 138

소리와 동작을 이용하기 _ 144
육자결 _ 144 | 소리 기공, 영가무도 _ 148

마음을 내려놓고 절하기 _ 153

언어와 문장 암송을 통한 마음공부 _ 158

화두를 가지고 마음공부하기 _ 168
달마의 알지 못함 _ 174 | 조주의 차 _ 175 | 방망이와 고함 _ 176 | 무(없음) _ 176
이 뭐꼬? _ 177 | 뜰 앞의 잣나무 _ 177

뜸으로 몸과 마음을 따뜻하게 한다 _ 179

생활에서 마음공부·명상수행 점검하기 _ 181

제3부 동의보감 속의 마음공부·명상수행

한의학과 마음공부·명상수행 _ 196
한의학에서의 위상과 가치 _ 196 | 한의학과 유불선 문화 _ 201
사상체질과 마음공부·명상수행 _ 209

있음과 없음, 유와 무 _ 214
아침에 도를 알면 저녁에 죽어도 좋다 _ 219 | 나의 지난 평생 설법은 모두 가짜다 _ 220

정·기·신의 보양 _ 223

정기신 합일의 마음공부·명상수행 _ 229

몸과 숨과 마음의 조화로움, 조신, 조식, 조심 _ 232

척추를 중심으로 한 세 가지 관문, 배유삼관 _ 235

단전으로 기운을 모은다, 환단내련법 _ 240

본래 지녔던 소박한 마음, 상고천진의 염담허무 _ 247

마음으로 질병을 다스리다, 이도요병 _ 253

무심하여 참된 도에 이르다, 허심합도 _ 257

마음이 바로 도이고 도가 바로 마음이다, 인심합천기 _ 264

기는 호흡의 근원이다, 기위호흡지근 _ 268

부록 | 마음공부·명상수행, 궁금한 이야기 _ 272

배 고프면 먹고, 졸리면 자고

東醫寶鑑 서문

진정한 행복을 찾는 길

진정한 행복을 찾는 길

행복한 생활이란 무엇인가

우리는 누구나 행복한 삶을 바란다. 우리들 대부분은 심신이 건강하고, 가족이 화목하고, 경제적으로 여유가 있으며, 사랑하는 이와 함께 여행도 하고, 그럴듯한 취미와 품위있는 문화 등을 누리는 생활을 행복한 생활이라 여기며, 이러한 행복이 이루어지길 바란다. 또한 어떤 이들은 원하는 것이 항상 이루어지고 행운이 함께하는 그런 인생을 꿈꾼다.

현실에서는 이런 정도의 행복한 생활도 누리기 쉽지 않다. 그런데 근본적인 문제는 위에 나열한 것들도 진정한 의미의 행복은 아니라는 것이다. 왜냐하면, 비록 일시적으로 바라는 것이 충족되어 일순간 행복해지더라도 얼마 지나지 않아 그 심정이나 감정이 변하여 다른 느낌과 상태가 다가오기 때문이다. 이런 행복은 바랄수록 갈증 또한 깊어지고, 우리는 결국 행복이란 뜻대로 되지 않는 것이라고 여기며 낙담하기도 한다.

그동안 필자는 한의학자로서 건강 양생을 강의하면서 행복에 관해 많은 사람들과 이야기를 나누었는데, 대부분은 현재보다 나은 삶을 바라고 있었으며, 어떤 모습·물질적인 것을 대상과 목적으로 삼고 그것을 통해 행복을 이야기하는 공통적인 태도를 보였다.

이를테면, 마음에 여유가 있거나 감성이 제대로 작용하는 어떤 뛰어난 상태를 행복이라고 여기는 이가 있었으며, 성공하는 자세와 인생 경영법을 통해 행복을 느끼는 이도 있었다. 또한 자신이 믿는 신으로부터 축복받은 상태 혹은 품격있는 문화를 누릴 수 있는 여유있는 삶을 행복이라고 믿는 이도 있었다. 그런데 이런 내용은 모두 여유, 감성, 성공, 축복, 품위라는 물질과 모습 그리고 그것으로부터 2차적으로 생겨난 우리 자신의 생각에서 비롯하는 상대적인 행복이라고 할 수 있다.

사람들이 행복하다고 느끼는 조건도 각자가 달랐다. 부자 되기, 무병장수, 남편과 자식의 성공, 남들이 부러워할 만한 외모, 원하는 대학 입학, 높은 성적, 그리고 대기업 취업과 승진 등으로, 실로 다양한 행복의 모습들이 있었다. 물론, 정신적인 여유나 문화적인 품격과 취향을 행복의 조건으로 거론하는 사람도 있었다. 심지어 "나는 행복에 대한 아무런 바람이 없다. 단지 가족이 병 없이 건강하고 하는 일이 잘 되었으면 한다"는 사람도 있었다. 건강과 만사형통이 얼마나 큰 욕심인가! 이는 행복에 대한 바람이 없는 것이 아니라, 정말 큰 욕심을 갖고 있음에도 불구하고 스스로 전혀 인식하지 못하는 심각한 경우이다.

그러나 이런 행복들은 자신이 알던 모르던 '모습' '물질' '현상' 등에 집착한 상대적인 행복이다. 시간이 흐르면 느낌이 변할 수 있는 그런 행복이며, 주위의 환경과 여건이 변하면 또 달라질 수 있는 행복이다.

예를 들어 살펴보자. 가령, 마음 치유와 힐링을 안내하는 어떤 단체의 프로그램에 참가해 공기 좋고 물 좋고 경치 좋은 산에서 행복을 느꼈다고 하자. 이것이 진정한 행복일까? 한 달간의 행복한 시간이 지나고 사회생활에 복귀하면, 다시 여러 일들이 일어나고 스트레스가 점점 쌓이면서 행복했던 경험은 퇴색하고 만다. 어디 그뿐인가. 좋아하는 산을 찾았을 때조차도 행복에 대하여 느끼는 정도는 시시각각 변하는 것을 우리는 경험으로 알고 있다.

왜 이렇게 행복이 변하는 것일까.

우리가 삶 주변의 물질과 모습의 경계 차원에 머물러 있기 때문이다. 즉, 생활에서 일어나는 온갖 경계의 감정과 생각으로서 행복을 느끼고 생각하기 때문이다. 직장과 사회는 '문제'의 차원이고, 마음 치유의 시간과 공간은 '행복'의 차원이라고 상대적으로 느끼고 생각하기 때문이다. 이렇게 자신도 모르게 어떤 '모습' '현상' '물질'에 집착하여 비교우위적으로 판단하는 우리의 버릇이 곧 문제인 것이다.

이처럼 물질과 모습에 얽매이니 바라는 것이 달성되면 행복하지만, 그것이 소멸하거나 시간이 지나 변하면 그 행복도 변해 버린다. 그 까닭은 행복의 대상도 변하고, 행복에 대한 자신의 심정도 변하기 때문이다.

그러나 마음공부·명상수행의 행복은 '모습' '물질' '현상'과 상관없는 행복이므로 절대의 행복이다. 이 차이를 명료하게 이해하고 실행하는 것이 마음공부·명상수행에서는 매우 중요하다. 마음공부와 명상수행을 통하여 건강과 장수, 경제적인 부, 명예와 지위, 사랑하는 사람과 함께하는 시간, 고품격의 문화생활이 가져다줄 수 없는 참된 행복을 얻을 수 있다.

생활과 함께하는 마음공부·명상수행

흔히 마음공부나 명상수행을 말하면, 정신을 편안하게 하거나 마음을 고요하게 하여 단순히 불편한 마음과 정신적인 스트레스 상태에서 벗어나는 어떤 것이라고 생각한다. 간혹 난치병을 치유하는 힐링의 하나로서 이해하기도 한다. 물론 일부 맞는 견해이기는 하나, 이는 마음공부·명상수행의 본질은 아니다. 현대인들은 과거 어느 때보다 정신과 마음이 편안하고 고요한 상태에서의 행복을 갈망하는데, 이런 목적에 맞는 도구나 방법이 바로 마음공부·명상수행인 것이다.

다만, 여기서 정신과 마음이 '편안하다' '고요하다' '행복하다'는 것은 '어떤 잡념과 망상이 일어나지 않는 마음의 상태'를 유지하는 것을 말하고, 이것이 제대로 된 마음공부·명상수행이라고 할 수 있다. 즉 물질, 사건 사고, 현상 등의 '모습'에서 벗어난 마음 상태를 가짐으로써 편벽되지 않는 자세로 인생의 참된 의미와 가치를 알도록 하는 것이다.

필자는 대학 시절 이후, 마음공부·명상수행과 관련하여 많은 사람들을 만나면서 마음공부·명상수행이 사회 또는 가정생활과 병행하여 일상에서 실천하기는 어렵지 않냐는 이야기를 종종 들었다. 산사나 기도원에라도 들어가야 하는 것 아니냐는 것이다. 이는 우리가 흔히 가지고 있는 마음공부·명상수행에 대한 잘못된 오해 중의 하나이다.

마음공부·명상수행은 우리 일상생활과 동떨어진 것이 아니다. 이 점을 명확하게 인식하는 것이 매우 중요하다. 별천지의 어떤 것도 아니고, 특별한 사람들만 하는 것도 아니다. 마음공부·명상수행은 인생의 의미와 가치를 올바르게 알고 실천하도록 인도하는 공부법이기에, 우리의 생활과 항상 같이할 수 있고 또 마땅히 같이해야 한다. 아울러 행복한 인생에서 마음이 차지하는 위상이 중요하다는 것을 인정하지만, 그럼에도 불구하고 마음공부·명상수행이 제법 부담이 된다는 말도 많이 들었다. 일반인뿐만 아니라 마음공부·명상수행을 전문으로 하는 이들조차도 또 다른 행복을 희망하거나 주장하는 경우를 많이 경험하였다. 이는 모두 마음공부와 우리의 생활을 구분하여 별도의 것으로 생각하는 잘못에서 나타나는 현상이다.

이 책은 가벼운 자세로 생활과 함께 더불어 실천하는 마음공부·명상수행을 이야기하고자 한다. 마음공부·명상수행을 한번쯤 경험하고 싶은 사람들, 생활에서 이런저런 고민과 갈등으로 번뇌하는 이들, 조용하게 혼자서 도道나 진리 등을 알기 위한 어떤 방법을 실행하고 싶은 이들, 단순히 마음공부·명상수행의 방법에 호기심이 있는 사람, 마음공부·명상수행의 정신집중과 몰입의 효과를 검증하고 싶은 사람들, 그리고 마음 치유와 힐링을 경험하고 싶은 이들을 위하여 일상 속에서 실행할 수 있는 방법들을 제시한다.

다시 말해서 보통 사람들이, 가정과 직장을 가지고, 정치·문화적으로 사회생활을 하면서 동시에 마음공부·명상수행을 실행 실천하는 것이 가능함을 말하고자 한다.

마음공부·명상수행을 잘못 받아들이는 이들은 무슨 신통력을 계발하거나, 특수 능력이 있거나, 특별한 장소에서 어떤 전문적인 사람들만 하는 것으로 잘못 알고 있다. 그러나 이런 오해는 마음공부·명상수행을 모습과 물질의 차원에서 엉터리로 이해하려는 부류, 또는 자신들의 이익을 추구하려는 부류로부터 생겨난 것이기에 마땅히 경계해야 한다.

올바른 마음공부·명상수행은 가정, 직장, 학교에서 누구나 함께할 수 있는 보편적인 공부이고 훈련이다. 가난한 서민, 재벌가의 2세, 청년, 실버세대, 최고 권력자인 대통령, 속이 검다는 정치인, 노동자, 건강한 사람, 환자, 자영업자, 우리 같은 월급쟁이 등등 누구나 사회생활에서 함께할 수 있는 일반적인 인생 공부인 것이다.

동의보감의 마음공부·명상수행

현재 한국은 급속한 경제발전과 건강 장수, 웰빙을 중요시하는 사회 분위기 속에서 그 어떤 때보다 많은 사람들이 인생의 행복을 희망하고, 정신적으로도 고도의 품격을 유지하기를 바라고 있다. 그래서 하나의 산업이라고 할 정도로까지 다양한 마음, 웰니스, 힐링 사업들이 등장하고, 심지어 외국에서 연수를 받고 자격증을 필요로 하는 프로그램을 수입하여 안내·지도하는 교육과정까지 인기를 끌고 있다. 급속한 산업화, 민주화, 정보화로 달성된 물질적인 성장 이면에 이런 현상이 나타나는 원인은 경제 발전과 물질적인 풍요 속에서 오히려 상대적으로 더 크게 느껴지는 마음의 허전함 때문이라 할 수 있으며, 이로 인해 마음공부·명상수행에 관한 관심이 높아지고 있는 것이다.

한편, 누군가는 나이가 들어가면서 자연스럽게 고민하게 되는 인생과 생사 문제에 직면하여 마음공부·명상수행을 시작하기도 하고, 어떤 이는 어려움이나 갈등을 경험한 후 삶을 되돌아보면서, 또는 학문적인 진리 추구를 희망하여 마음공부·명상수행에 입문하기도 한다.

이런 마음공부·명상수행의 관심과 실천은 인생 문제를 해결하려는 차원에서 보면 아주 바람직한 현상이지만, 대개 마음공부를 '모습' '물질' '현상'으로 받아들이는 한계로 인하여 어긋난 길로 들어가는 일이 대단히 많다. 마음공부·명상수행을 하는 다수의 사람들이 모습 차원에 머물러 있는 안타까운 현상의 원인은 올바른 마음공부·명상수행에 대한 안내가 부족하기 때문이다. 즉, 길라잡이 역할을 하는 사람들이 스스로 잘못 알고 있거나, 혹은 어떤 다른(상업적) 목적을 가지고 사람들을 오도하는 데서 일어나는 현상이라고 하겠다.

그래서 필자는 동북아시아 전통의 마음공부·명상수행을 통하여 느낀 점을 《동의보감東醫寶鑑》을 중심으로 소개하고자 한다. 《동의보감》하면 보통 한의韓醫 치료 기술에 국한된 전문 서적이라고 오해하는데, 실상 《동의보감》은 인생 전반에 대하여 연구한 백과사전이라 할 수 있다. 《동의보감》은 연구하는 사람의 안목에 따라 다양하게 관찰되는 특징이 있는데, 특히 제1장인 〈신형身形〉편에서 마음공부·명상수행 관련 내용을 집중적으로 취급하고 있을 정도로 마음공부·명상수행을 중요하게 여기고 있다. 한의학의 성립과 발전이 그러하듯이 《동의보감》도 유불선儒佛仙 문화와 기술을 기반으로 저술되었고, 마음공부·명상수행의 내용은 더욱 그렇다고 할 수 있다. 그래서 《동의보감》의 마음공부·명상수행을 제대로 이해하고 실천하면, 고대로부터 중세에 이르는 동북아시아 유불선의 마음공부·명상수행을 바로 알고 실천하는 것과 동일한 효과를 누릴 수 있는 것이다.

또한 《동의보감》의 마음공부·명상수행은 심신 일체를 바탕으로 하기 때문에, 정신과 육체의 조화를 귀중하게 생각하고 생활 속에서 실천할 수 있는 훈련 방법이 기술되어 있다. 따라서 현대를 사는 바쁜 우리들에게 실질적인 도움을 주는 가치를 지니며, 함께 기술된 의학적인 건강 양생養生의 내용과 함께 그 효과는 더욱 빛을 발한다고 하겠다.

먼저 이 책의 제1부에서는 고대와 중세 동북아시아의 마음공부·명상수행을 올바르게 이해하도록 도와주는 몇 편의 도움 글을 소개하고자 한다. 필자는 그동안 마음공부·명상수행과 관련하여 많은 이들을 만나면서 이에 대한 관심만큼이나 그릇된 인식이 아주 많다고 판단하게 되었고, 동북아시아 전통의 마음공부·명상수행을 소개하는 기존의 내용에도 올바르지 않은 것들이 간혹 있기에, 제1부의 글들을 통해 마음공부·명상수행에 관심 있는 이들에게 올바른 지침을 전하고자 했다. 마음공부·명상수행의 기본을 충실히 다지는 부분이라고 보면 된다.

제2부에서는 일상생활에서 실행 실천이 가능한 마음공부·명상수행의 구체적인 방법을 서술했다. 기초 이론에 관한 이해가 전혀 없어도, 실행 실천이 가능하도록 자세히 설명했다. 수행 방법 중에서 자신에게 알맞은 방법을 하나 이상 선택하여 지속적으로 실행 실천하면 된다. 물론 주위에 길라잡이 스승 또는 함께 공부하는 도반道伴이 있다면 더욱 좋은 것은

말할 필요도 없겠다.

사회생활과 더불어 지속적으로 하는 마음공부·명상수행이 가장 좋지만, 그렇지 못하더라도 생활에서 일어나는 스트레스와 어떤 문제에 대하여 극복하는 정도로도 충분히 가치가 있는 구체적인 공부 방법들이다.

마지막으로 제3부는 마음공부·명상수행에 관해 전문적인 지식이 있거나 공부하고자 하는 사람, 또는 제1, 2부를 통하여 마음공부·명상수행에 관심이 높아지거나 그 철학적 기초를 알고 싶은 사람을 위하여, 《동의보감》의 마음공부·명상수행의 원리와 내용을 이야기했다. 다소 전문적인 서술이 나오지만, 큰 부담 없이 읽어 내려가다 보면 나도 모르게 저절로 이해되리라고 여긴다. 바로 가랑비에 옷 젖는 전략이다. 다소 의문이 있어도 일단 처음부터 끝까지 죽 읽다가 보면, 앞에서의 의문이 저절로 해결되곤 한다는 말이다.

《동의보감》은 한의학의 백과사전이지만 그 근본은 마음공부·명상수행을 골격으로 한다. 인간의 신체와 정신을 대상으로 하는 전문 의학서적이지만, 인생공부의 핵심은 마음공부·명상수행이라는 것을 명백히 밝히고 있는 셈이다. 제3부의 글을 통해 올바른 마음공부·명상수행의 자세를 좀 더 깊이 이해할 수 있을 것이다.

이 책을 통해 진정한 행복이 무엇인지를 알고 그것을 마음에 담는 훈련을 한다면, 독자 누구나 삶 속에 행복이 가득찰 것을 확신하며, 이 책의 가치도 거기에 있다고 하겠다. 동북아시아 전통의 정신문화를 바탕으로 우리 선조들이 남긴, 세계적인 문화유산으로 선정된 《동의보감》의 마음공부·명상수행을 통하여 인생의 전환점을 마련하고, 올바른 인생의 의미와 가치를 생각하고 실행 실천하는 참 좋은 인연이 되었으면 한다.

　끝으로 필자는《마음 동의보감》을 통해 말하고자 한다. 모습과 물질은 항상 변화 순환하는 것이어서 결코 진짜가 될 수 없는 가짜이며, 이것을 명확하게 인식하고 실행 실천하는 것이 마음공부·명상수행의 핵심이라고 말이다. 바로, 생활에서의 온갖 모습의 경계에 떨어지지 않도록, 자기 자신의 마음을 잘 살피면서 살아가자는 것이다. 이렇게 되면, 항상 지속되는 행복을 누리게 된다. 이 핵심 내용을 평생 신념으로 굳게 간직하고 실천하면, '생활이 행복해지는 동의보감의 마음공부·명상수행'의 목적은 이미 달성된 것이다.

東醫寶鑑 제1부

마음공부 · 명상수행 알아가기

사람들은 마음공부·명상수행이라고 하면 면벽수행 같은 것을 떠올리거나, 경제적·시간적으로 여유 있는 사람이 하는 것으로 여기거나, 힘든 일을 겪은 이가 고생 끝에 만나는 인연쯤으로 생각한다. 하지만 현대사회에서 생활 속 마음공부·명상수행은 그런 것만이 아니고 접근하기에 어렵지도 않다. 반드시 힘들게 다리를 꼬고 앉을 필요도 없고, 굳이 일부러 단전호흡의 자세를 취하지 않아도 된다. 누구나 언제 어디서든 약간의 시간만 내면 할 수 있는 것이 마음공부·명상수행이다.•

그 옛날 마음공부·명상수행의 방법은 주로 구도와 수행이었으나, 21세기 사회생활 속의 마음공부·명상수행은 몸과 마음을 행복하게 하여 삶을 좀 더 나은 방향으로 이끄는 웰빙 성격이 강하다. 특히 오늘날에는 역사적인 경험과 기록, 과학적 분석에 기반을 둠으로써 일반인들의 접근이 점점 더 쉬워지고 있다. 마음공부·명상수행은 스트레스를 해소하고 건강을 증진시키며, 업무와 공부의 능률 향상에 도움을 주기도 한다.

생각해 보면, 마음공부·명상수행하는 이는 생활에서 차분한 평정심••으로 일에 대처하고 해결하므로 업무 능률이 오를 수밖에 없다. 또한 혹시나 주위 여건으로 일이 잘못되어도 최선을 다했으므로 스스로 만족하게

• 마음공부·명상수행 진리를 추구하는 수행, 수련, 수양을 말한다.
•• 평정심 온갖 물질, 사건 사고, 현상 등의 모습의 경계에 물들지 않은, 마음이 고요하고 편안한 상태를 말한다.

된다. 그리고 계속해서 차분하게 본분本分˚의 마음공부·명상수행을 하면서 지내게 되는 것이다. 마음공부하는 사람의 행복하고 편안한 속을 어느 누가 제대로 알겠는가(오직 마음공부·명상수행을 하는 자만이 알 수 있다)!

초보자가 이런 점을 받아들이기는 쉽지 않다. 그러나 이러한 사실을 명확하게 알아야 한다. 물질, 대상, 사건 사고, 현상 등의 모습˚˚에 떨어지지 않는 마음공부·명상수행의 기본자세가 중요하다. 행복하려고 하거나, 스트레스 해소를 원하거나, 어떤 모습 있는 목적으로 마음공부를 원하거나 등등, 모습에 집착하여 마음공부·명상수행을 하려고 하면 그에 대한 하나의 고정된 틀, 관념을 갖게 되므로 그만큼의 모습에 머무는 차원에 해당하는 공부가 되고 만다. 그래서 마음공부·명상수행은 어떠한 모습에 집착 없이 그냥 하는 것이 좋다.

제1부에서는 사회생활 속에서 마음공부·명상수행을 실행 실천하는 데 도움이 되는 몇 가지 이야기를 하려고 한다. 마음공부·명상수행이란 무엇이며 누구에게 필요한지를 이야기하고, 마음공부·명상수행의 방법과 과정을 소개하여 기본적인 이해를 돕고자 한다.

• 본분 근본적이고 본원적인 자리. 마음이 우리의 근본이므로 이런 말을 할 수 있다.
•• 모습 형상이라고도 한다. 여러 가지 물질, 사건 사고, 현상 등을 총칭하는 말이다. 모습이 마음에 고정된 어떤 관념을 만들기 때문에, 마음공부에서 자주 사용하는 단어이다. 결국 (현실 세계의) 물질, 현상, 사건 사고 등과 같이 우리의 마음에 어떠한 작용을 일으키는 모든 대상을 말한다. 마음은 모습이 주는 자극에 반응을 일으켜 모습을 인식하는 것이다.

심
心

마음은 우리 인생의 주인공이며
누리의 주인공이다.

이 책에서 마음공부·명상수행의 글자와 그림은 마음의 본체와 작용을 말하는 내용으로서, 우리들로 하여금 정신을 집중하여 평정심을 가지도록 도와준다. 이 마음공부·명상수행의 글자와 그림은 그 의미를 골똘히 생각하여도 좋고, 일점응시법 등의 마음공부법에서 공부 재료로 활용해도 좋다.

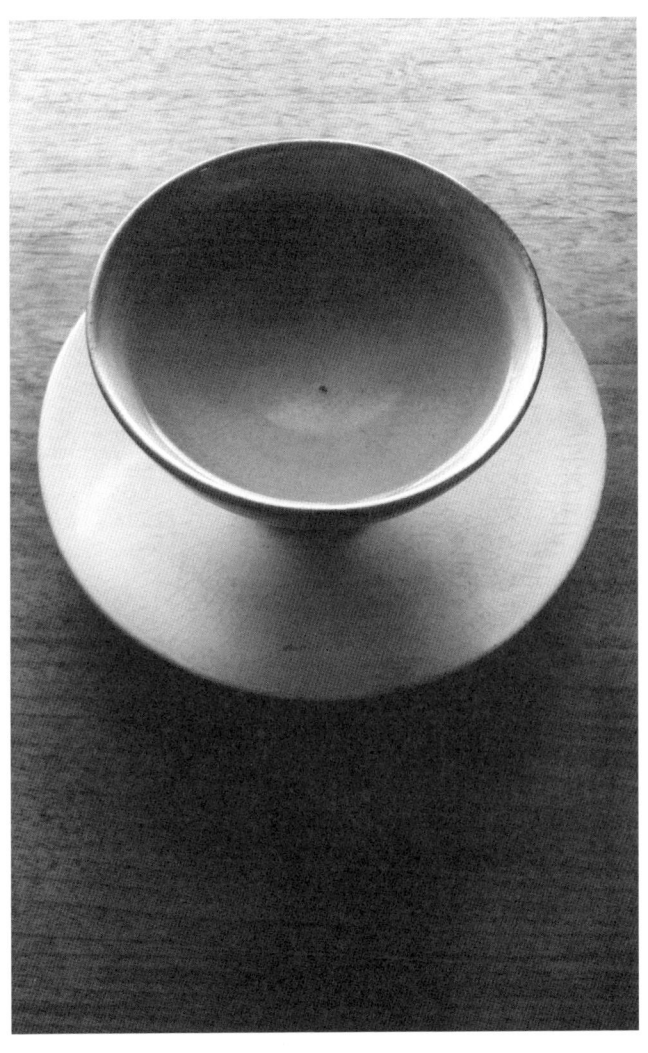

마음공부 · 명상수행,
어떻게 시작할까

반복이 잡념과 망상을 없애준다

먼저, 마음공부 · 명상수행이 되어 가는 과정을 살펴보도록 하자. 계속 되풀이되는 '반복'의 진동 구조가 마음공부 · 명상수행의 열쇠이다. 반복적인 진동 구조는 호흡 수련, 언어나 문장의 암송, 음악 듣기, 신체 운동, 의식을 집중하는 의념疑念 수행 등 거의 모든 마음공부 · 명상수행의 방법에서 나타난다.

    이는 호흡과 언어, 음악, 신체 운동, 의념 집중을 반복하면 어떤 평정한 마음의 상태에 다다를 수 있다는 말과 같다. 그래서 동북아시아에서 전통적으로 실행 실천했던 소리 수행, 기공운동*, 화두 좌선, 경敬 공부 등도 모두 마찬가지 이유로 효과가 나타나는 것으로 설명할 수 있다.

    반복이 마음공부 · 명상수행의 한 단초가 되는 이유를 흔히 어머니 뱃속에서의 경험에서 찾는다. 태아는 어머니의 규칙적인 심장 박동을 들으면서 최고의 안정감을 느낀다. 그래서 반복적 진동 패턴을 만나면 인간은 자궁 속에서 익힌 안정감으로 일종의 마음공부·명상수행 상태에 들어간다.

그런데 여기서 안정감보다 더 중요한 것이 있다. 호흡, 언어, 음악, 신체 운동, 의념 집중 등의 효과적인 도구나 방법을 통하여 어떤 동일한 반복을 하면 우리는 정신을 집중할 수 있으며, 이를 통한 정신집중과 몰입은 우리의 잡념과 망상을 없애 준다. 결국 모습에 집착하여 생겨나는 잡념과 망상이 일어나지 않으므로, 우리는 제대로 된 마음공부·명상수행을 하게 되는 것이다.

만약 반복에도 불구하고 잡념과 망상이 찾아들면 어떻게 할까? 이럴 때에는 '잡념이 찾아왔구나'라는 사실을 직시하고 다시 마음을 가다듬어 호흡, 언어, 음악, 신체 운동, 의념 집중 등의 훈련에 더 집중하여 마음을 차분히 가라앉히면 저절로 잡념 망상이 없어지게 된다. 인지심리학으로 보면, 인간이 한 번에 주의attention를 기울일 수 있는 대상은 한정되어 있다. 주의를 기울여 정신을 집중하는 행위는 정신 자원이라는 유한한 자원을 분배하는 행위다. 어느 한쪽에 정신 자원을 많이 분배하면, 다른 쪽으로는 자원이 적게 돌아간다. 잡념 망상이 아닌 것에 주의를 주면, 잡념 망상으로는 주의가 적게 간다는 것이다.

가령, 호흡에 '단어나 문장'을 결합하는 방법으로도 반복의 효과를 볼 수 있다. 단어나 문장은 옛날의 '주문'이나 '기도문'처럼 마음의 초점을 맞

- 기공운동 한의학의 건강 장수 이론을 바탕으로 펼쳐지는 운동 요법이다. 대표적으로 오금희, 육자결, 팔단금 등이 있다. 기공운동은 정기신의 생성과 순환에 도움을 주므로 마음공부·명상수행과도 관계가 깊다.

추는 데 도움을 준다. 단어나 문장은 자신의 종교나 마음에 맞는 것을 사용하면 된다. 간단한 단어는 내쉬는 숨과 함께 읊조리면 되고, 몇 개의 단어로 된 긴 구절은 둘로 나눠 들숨과 날숨 때 각각 읊으면 된다.

들숨, 날숨의 호흡과 조화롭게 이루어지는 '단어나 문장의 반복 암송'은 소리를 내서 하는 방법이나 발성을 하지 않고 속으로 암송하는 방법이나 모두 반복의 조율로 인하여 상승 효과를 발휘한다.

마음공부의 요체는 잡념 망상을 일으키지 않고, 그 온갖 모습을 자유롭게 잘 활용하는 것이다. 반복하는 마음공부는 잡념 망상을 일으키지 않도록 우리의 마음을 일깨우는 방법이자 수단이다. 우리는 태어나면서부터 줄곧 모습에 떨어져서 집착하는 버릇을 가지고 있다. 이 버릇으로 인하여 자신도 모르게 여러 잡념 망상을 일으키곤 한다. 이러한 잡념 망상을 극복하는 방법으로는 마음공부가 최고라고 할 수 있다.

마음공부에서 흔히 방법상 반복의 리듬을 말하곤 하지만, 크게 보면 평생을 마음공부한다는 '마음공부의 평생 반복의 정신'이 더욱 중요하다. 가만히 생각해 보면, 평생 마음공부하는 것보다 더 좋은 것은 없다.

정신집중을 통한 몰입

반복적인 리듬의 진동과 더불어 마음공부·명상수행의 또 다른 핵심은 바로 정신집중을 통한 몰입이다. 몰입은 어떤 하나의 사항에 대하여 전적으로 인식하는 의식 상태이다. 반복으로 인한 고도로 순수한 정신집중 상태가 몰입을 가져오는 것이다.

우리가 마음공부·명상수행을 지속적으로 정진하는 데에 가장 큰 장애물은 잡념 망상과 집착, 수마睡魔, 그리고 육체적인 고통과 질병이다. 그 중에서 졸음, 수마에 관해 이야기하면, 옛적부터 졸음이나 잠은 마구니라 부르면서까지 마음공부·명상수행자의 큰 장애로 여겼다. 잠깐 동안의 마음공부·명상수행에서는 그런 일이 없겠지만, 제법 긴 시간을 두고 하는 수행에는 졸음과 잠이 자주 찾아들곤 한다. 특히 밤을 지새워 하는 용맹정진* 수행에서는 흔히들 경험하는 어려움이다. 최근 국내에서 가정을 가지고 직장생활을 하는 사회인들이 토요일 밤에 용맹정진 수련을 하는 경우가 늘고 있다. 이는 참으로 좋은 현상으로, 우리 사회의 미래를 밝히는 일이라고 생각한다.

현대인들에게 특히 수마는 극복하기 쉽지 않은 장애물이다. 더구나 졸거나 하는 행위 등으로 일어나기 쉬운 생각 없는 무정물無情物과 같은 멍청한 무기無記**의 상태는 마음공부·명상수행의 성성적적惺惺寂寂***과는 거리가 멀기 때문에, 어떤 방안을 강구하더라도 이를 물리치고 이겨내야만 한다.

그래서 흔히들 대나무로 만든 방망이, 즉 죽비로 어깨를 내리치거나, 눈을 크게 부릅뜨거나, 항문을 조였다 푸는 것을 반복하거나, 피부를 꼬집거나, 죽비로 발바닥을 때리거나, 척추를 힘 있게 곤추세우거나, 혀로 입천

- 용맹정진 용감하게, 맹렬하게 마음공부·명상수행에 정진하는 것.
- ** 무기 멍청하여 어떤 생각, 인식, 감정 등이 없는 상태이다.
- ** 성성적적 고요하면서도 또렷또렷한 상태로서, 고요하여 모습에 집착하지 않고 또렷하여 멍청하지 않은 마음을 말한다. 마음공부·명상수행으로 달성할 목적이기도 하다.

장을 자극하여 고인 침을 삼키거나, 심지어는 날카로운 도구를 턱 밑에 대고서는 졸려서 고개를 떨어뜨리면 찔려 피가 나오는 배수진을 치는 등의 방책으로 졸음과 잠을 물리치려고 노력하는 것이다. 수마는 결단코 극복해야 할 장애물이다.

이러한 장애물들을 제거하고 마음의 평화를 가져오는 방법은 과연 있을까?

몰입이 그 방법이다. 몰입으로 인하여 잡념이 일어나지 않고, 호흡이 고르게 되고, 신체적으로도 편안한 상태가 되는 것이다. 이를 《동의보감東醫寶鑑》에서는 정기신精氣神 합일合一라고 하며, 또한 허심합도虛心合道라고 한다.

생활에서 일반적인 정신집중의 몰입은 물질, 모습의 차원에서도 가능하다. 가령 중고교 시절에 수학 문제를 풀기 위해서도 경험하였고, 대학에서 전문 영역의 문제를 창의적으로 해결하기 위해서 몇 시간 또는 며칠씩 고민하면서 간혹 경험했을 것이다. 이런 경험은 수학이나 전문 영역의 문제라는 어떤 모습에 대한 몰입이라는 차이가 있으나, 몰입이라는 점에서는 동일하다.

그러나 이런 집중과 몰입은 어떤 대상이 되는 물질, 모습을 두고 하는 집중과 몰입이다. 그래서 그 모습의 상황이 변하면 집중과 몰입의 상태도 변하기 마련이다. 반면, 마음공부·명상수행에서 이야기하는 집중과 몰입은 모습 없는 마음에 대한 집중과 몰입이다. 전혀 차원이 다른 이야기이다. 모습 없는 마음에 대한 집중과 몰입이 과연 무엇일까?

이것에 대한 이해와 수용이 물질과학문명의 혜택을 누리고 살아가는 현대인에게는 매우 어렵다. 마음을 물질의 하위 개념으로 보거나, 마음을 어떤 추상적이고 개념적인 것으로만 여기거나, 본체 없는 뜬구름이라는 식으로 받아들이는 등의 태도는 이 모습 없는 마음에 집중할 수 없도록 한다.

우리 동북아시아 전통의 마음공부·명상수행에서는 모습 없는 본연의 마음˙이 우리의 모습 있는 육체를 포함하여 온갖 것들을 굴리면서 살아가는 것이 인생이라고 본다. 이 모습 없는 본연의 마음을 찾아가는 공부에서 정신집중과 몰입이 중요하다는 것이다.˙˙ 집중과 몰입으로 마음공부를 하면 여러 가지의 잡념 망상이 생기지 않는다. 쓸데없는 온갖 생각이 생겨나지 않는 상태를 유지하는 것이 바로 마음공부에서 말하는 집중과 몰입이다. 모습 없는 본연의 마음을 체험하기 위하여, 정신집중으로 몰입하는 마음공부·명상수행을 실천하려는 이는 먼저 일상의 잡념과 망상, 욕구를 내려놓아야 한다.

마음공부·명상수행을 하려는 초보자가 모처럼 마음을 안으로 모아 고요히 명상에 들면, 무의식 또는 정신의 기층부인 정신 혼백에 저장된 의식의 고착화로 인하여 오히려 더 많은 잡념 망상이 일어난다. 평소 생각하던 어떤 것과 관련이 있는 잡념 망상도 있고, 전혀 생각하지도 않았던 망상이 정신을 집중하지 않는 틈만 나면 순간순간 불쑥불쑥 일어난다. 강력

● 본연의 마음 성품이라고도 한다. 이는 잡념과 망상이 없어서 깨끗하고 맑고 밝은 것에 비유하며, 또한 우리 인생의 주인공이기도 하다.
●● 《동의보감》의 마음공부·명상수행에서 말하는 '마음'은 본연의 마음을 말하는 것이다. 우리가 보통 말하는 마음은 우리의 생각에 해당하고, 이 생각을 일으키는 본질을 마음이라고 일단 이해하면 된다. 이 본연의 '마음'이 설령 바로 받아들여지지 않는다고 하여도 조급해 하거나 포기하지 말고, 끝까지 읽어 내려가다 보면 가랑비에 옷 젖는 것처럼 저절로 이해될 것이다.

제1부 마음공부 명상수행 알아가기 | 33

수
水

물은 자연의 근본 자리(원소)로서
물처럼 거침없이 흐르면서 자유롭게 살아가는
마음을 말한다.

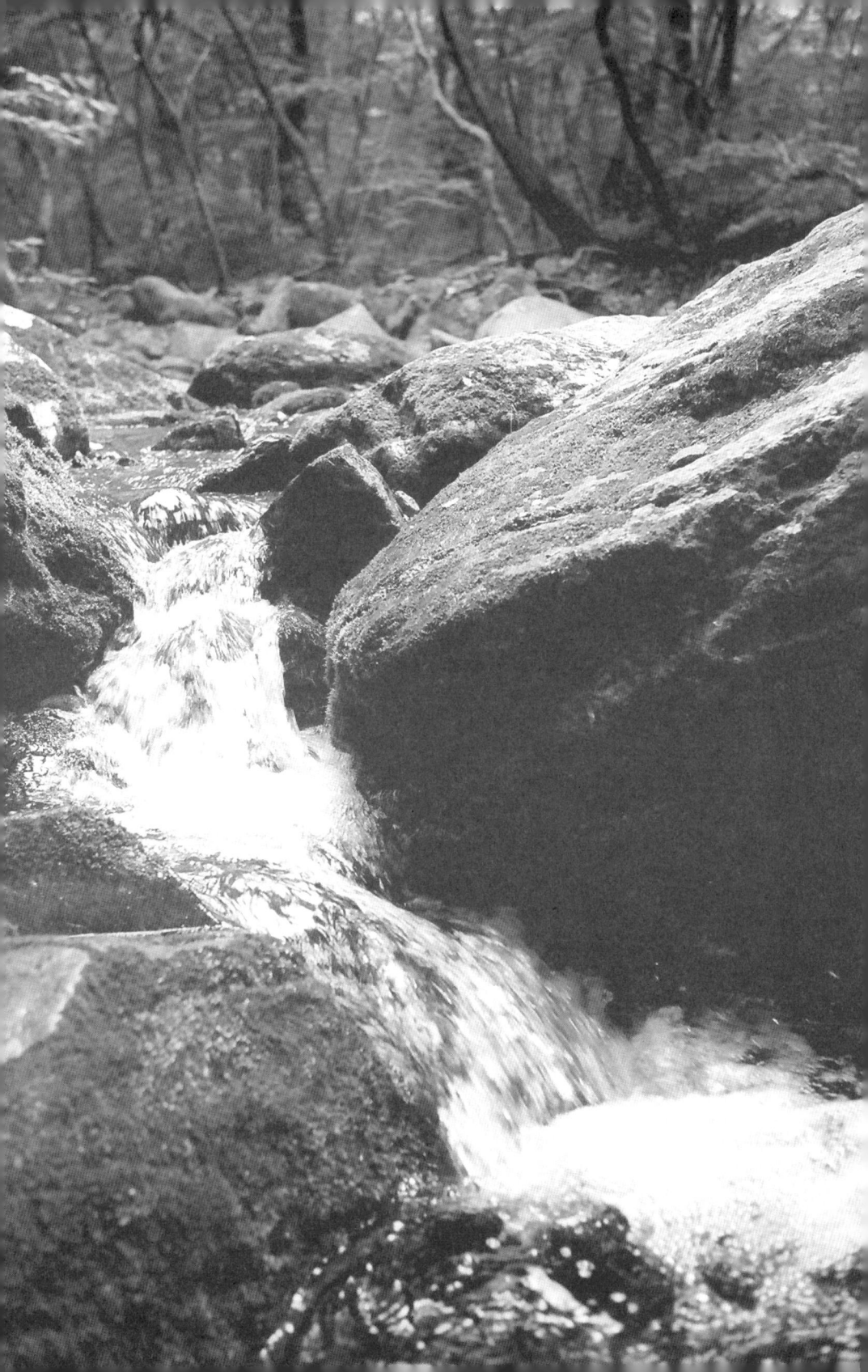

한 것에서부터 미세한 것까지 복잡하게 펼쳐지는 잡념 망상은 장시간의 마음공부·명상수행 훈련에서는 신체의 고통과 더불어 심해지기도 한다.

이처럼 마음공부·명상수행을 하려는데 오히려 잡념 망상이 더 일어나는 것을 오행五行 순환론˙으로 풀어 보자. 정신집중이라는 침정沈靜의 상태가 오행으로는 수水인데, 수는 오행 중 상생相生의 과정으로 목木을 생한다. 그래서 수 다음 단계인 발생發生이라는 목의 단계를 만들기 때문에, 정신적으로 조용하려고 하면 할수록 생각이 더더욱 일어날 수 있다.

오행에서 수水의 침정 기능은 저장하고 보관하는 작용이고, 목木의 발생 기능은 다양한 어떤 생각과 상태를 일으키는 작용을 말한다. 오행 상생론˙˙에서 수는 목을 생한다. 그래서 우리가 마음을 가라앉혀 생각을 침정, 저장하면 심신이 차분해지면서 수의 상태가 되는 것이다. 수는 목을 생하므로, 침정의 상태를 유지하려고 하면 오히려 어떤 생각들이 자꾸만 일어나곤 한다. 이때 이런 생각을 잠재우기 위해서 마음공부·명상수행의 다양한 방법이 마련된 것이다. 실제로 마음공부·명상수행을 실행하면서 어떤 이들은 평소에는 생각하지 못했던 좋은 아이디어가 일어나는 것을 경험하곤 한다. 그래서 혹자는 참선 등의 마음공부로 창의적인 아이디어를 얻어 이를 발명 특허로까지 이어지도록 연구 개발하면서, 마음공부가 창의적인 과학 연구에 매우 효과적이라고 주장하기도 한다.

˙ 오행 순환론 오행의 목화토금수木火土金水는 계절의 변화 같은 순환론으로서 발생, 추진, 통합, 억제, 침정이라는 변화의 단계별 상태를 말한다.
˙˙ 오행 상생론 오행은 서로 도와준다는 이론이다. 목은 화를, 화는 토를, 토는 금을, 금은 수를, 수는 목을 도와주는 것이다. 이를 오행상생론이라 한다.

따라서 잡념 망상은 병리적인 문제가 아니라 생리적인 현상으로 이해하면 된다. 그냥 무던하게 마음공부·명상수행을 하면 되는 것이다. 자꾸만 생기는 잡념 망상을 너무 지나친 병리적인 것으로 받아들이면 안 된다.

마음공부·명상수행을 제대로 하는 이라면, 어떤 잡념이 일단 한 번 일어나면 그 다음에는 그것과 동일한 잡념은 거의 없어지는 것이다. 그래서 잡념 망상이 생기는 것을 두려워하거나 걱정하지 말고, 무소의 우직함처럼 정신집중과 열정으로 마음공부·명상수행에 몰입하는 것이 중요하다. 잡념 망상은 우리가 평소 모습에 집착해서 일어나는 결과이다. 그 잡념과 망상을 반드시 털어내고자 마음을 차분하게 하는 것이 바로 마음공부·명상수행의 기초이다.

습관을 버리고 자신을 살펴본다

사람은 누구나 장단점을 가지고 있고, 그 중에는 습관적인 것들도 많다. 자신의 장단점을 제대로 파악하고 있는 사람은 그리 많지 않지만 그래도 본인이 갖고 있는 좋거나 나쁜 습관 몇몇 가지는 알고 있을 것이다. 우리에게 쌓인 습관*은 오랜 세월 동안 물질, 현상, 사건 사고, 모습에 집착하여 살아오면서 생긴 것이다. 그것을 고치려고 노력하는 좋은 방편이 바로 마음공부·명상수행이다.

● 습관 마음공부·명상수행에서 습관은 마음이 한 생각을 일으켜 모습에 집착하는 행위가 지속적으로 진행되어 고착된 고정관념으로 본다. 그래서 좋고 나쁜 습관(버릇)을 막론하고 경계한다.

마음공부·명상수행을 하면 이를 통하여 내면적으로 그리고 주체적으로 긍정적·적극적인 입장에서 자신의 습관을 바라보고, 알고, 고치려고 자연스럽게 노력하게 된다. 한의학에서 말하는 생명 현상의 근본은 내부적인 양기陽氣인데, 이 생명의 양기를 주관하는 것이 '모습 없는 마음(자성自性)'이다. 이 근원적인 '모습 없는 마음'이 바로 우주 자연의 주인공이다. 생명 현상을 포함하여 우주 자연의 일체 현상은 모두 마음, 자성이 지은 것이다. 마찬가지로 우리의 습관은 마음 즉 자성이 어떤 모습, 물질, 현상에 고정관념을 가지면서 생겨난 것이다.

어떤 운동선수는 승리를 위하여 시합이 있는 날은 속옷을 갈아입지 않는 버릇을 갖고 있었다. 시합의 결과와 속옷의 교체와는 아무런 상관관계가 없는데도 말이다. 이는 운동선수가 시합에서의 승리라는 현상에 집착하여 승리와 속옷을 갈아입는 일을 결부시켜 버린 결과로 생겨난 현상이고, 그 일이 계속 반복되면서 결국 습관이 된 것이다. 만약 시합에서 이기는 데 집착하지 않고 경기 내용에만 성실히 임한다면 속옷을 갈아입고 안 갈아입고는 전혀 무관한 일일 것이며, 자연히 그런 습관은 생기지 않았을 것이다. 여기서 핵심 문제는 운동선수의 마음이 시합의 승리에 얽매여 거기서 벗어나지 못한 데에 있다. 다른 경우도 마찬가지이다.

마음공부·명상수행의 입장에서 논의해 보면, 습관은 모습에 떨어짐이 없는 무심한 우리의 마음 즉 자성이 어떤 한 생각˙을 일으켜 인체에너

● 한 생각 마음공부에서 '한 생각'은, 외부 모습의 자극에 임하여 마음이 작동하여 생각을 일으키는 것을 말한다.

지 기운의 흐름이 한곳으로 편중되는 것이다. 이런 기운(생체에너지)의 편중, 편벽된 방향성이 물질화되어 버릇이 어떤 모습으로 고착화, 패턴화되는 것이다. 결국 버릇은 마음이 모습에 집착하여 나타나는 하나의 '고착화된 패턴'이라고 볼 수 있다.

한의학의 사상체질론도 알고 보면 습관에 의한 체질 이야기가 된다. 우리들 본연의 마음은 모두 같지만 그 마음의 작용하는 바가 사상체질별로 다른 양상을 보이므로, 동무東武 이제마李濟馬 선생은 사람마다 마음의 발현 형태가 차이가 나고 또 각자 다른 모습의 상태가 체질로 나타난다고 본 것이다. 체질마다 선호하는 습관이 다르다는 것에 착안하여 사상체질론을 주장한 것이다. 한의학에서는 해당 체질에 따라 버릇이 다르고, 그래서 그 버릇의 교정도 체질에 맞게 실행해야 한다고 본다.

이처럼 습관은 몸을 가진 생명체가 오랫동안 '모습'을 중심으로 한 삶을 살면서 물질, 모습, 현상에 떨어져 여기에 집착하여 생기는 것이므로, 이를 버리고 다시는 집착이 일어나지 않도록 하는 것이 바로 마음공부·명상수행 훈련의 궁극적인 목적이다.

모습의 버릇을 시정하는 것이 바로 마음공부·명상수행의 훈련이다. 즉, 모습의 주인공인 우리 마음이 스스로 모습에 집착하여 생겨난 어느 한쪽으로 편중된 마음의 기울어짐을 고쳐서, 올바른 행위를 하도록 하는 것이다. 여기서 말하는 올바른 행위는 바로 '모습에 떨어지지 않는 상태에서 자유자재로 모습을 굴리는 행위'를 말한다. 모습에 떨어진 버릇을 옳게 고치기 위하여, 우리는 삶 속에서 늘 스스로를 점검하고 독려하여 헐떡이고 들뜬 마음을 가라앉히고, 평정심을 갖고 자신을 살피도록 해야 한다.

마음공부·명상수행에서 보면 습관은 결국 물질, 사건 사고, 현상에 집착하는 하나의 완고한 고정관념에서 비롯한다. 이 집착된 고정관념을 버리기 시작하면, 자신과 주위 사람들의 고집과 습관이 그리고 모습에 떨어져서 살아가는 삶의 형태가 저절로 관찰되기 시작한다. 그래서 습관에 집착하지 않는 것이 사회생활과 함께하는 마음공부·명상수행에서는 중요하다.

마음을 모아서 평정심을 갖는다

마음공부·명상수행이란 마음을 안으로 모아서 자신의 내면을 탐구해 가는 것이다. 밖의 모습에 떨어져서 헐떡이고 들뜨기 쉬운 나의 마음을 다잡아 평정심을 찾는 것이다(여기서 말하는 안팎은 어떤 공간이나 부위가 아니고, 본연의 마음과 온갖 모습의 경계를 지칭하는 것으로 보면 된다).
  그런데 사회생활을 하는 보통 사람의 관심 대상은 주로 물질적인 바깥 세상이다보니 끊임없이 변화 발전하는 다양한 물건, 대상, 사건 등에 관심을 두고 살아가게 됨으로써 마음공부나 명상수행과는 거리가 생기게 된다. 그래서 펼쳐지는 온갖 모습의 변화에 마음을 뺏기지 않는 평정심을 유지하는 것이 마음공부에서는 중요하다.

  흔히 마음공부를 한다거나 도를 닦는다는 부류에서도 밖의 어떤 대상을 찾거나 이에 의지하는 경향이 있을 정도이니, 하루하루 열심히 사회생활을 하면서 지내는 일반인들이 얼마나 물건, 대상, 사건 사고에 쉽게 떨어지겠는가. 이는 더 이상 말할 필요가 없을 정도이다.

우리 주위를 살펴보면 물질, 대상, 사건 사고 등의 모습이 전부라고 살아가는 사람이 너무나 많아서 어찌해야 할 방도가 없을 정도다. 태어나서 줄곧 모습에 떨어진 생활을 해왔기에, 모습 없는 마음을 이야기하면 도저히 받아들이지 못한다.

마음공부를 모르고 살아가는 우리들의 일상생활은 늘 온갖 모습에 집착하여 지내는 꼴이다. 모습에 떨어져서 '좋다 싫다'라는 편벽된 생각을 일으키면서 지내는 생활에서 벗어나 모습에 집착하지 않는 태도로 변환하는 마음공부의 기본자세가 바로 평정심이다. 이러한 평정심이 꾸준하게 유지되도록 노력하는 과정이 바로 마음공부·명상수행이다.

마음공부·명상수행을 하는 것은 평정심을 바탕으로 바깥세상의 모습에 집착하여 살아가는 지금의 삶에서 온갖 '모습'을 자유롭게 굴리면서 살아가는 삶으로 전환하기 위함이다.

밖의 '모습'에서 의지할 것을 찾아 헤매는 어리석은 사람이 되지 말고, 지금 당장의 이 마음이 하늘 땅의 주인공임을 알고서, 온누리의 주인공˙으로 살아가자는 것이 마음공부·명상수행이다.

• **누리의 주인공** 누리는 우주 자연을 말한다. 마음공부를 하면, 마음이 누리의 주인공임을 알게 된다.

영추

靈樞

영추는 신령스러운 기둥이다.
영특스럽고 광명한 기둥은
바로 우리의 '마음자리(우뚝한 영특스런 마룻대)'를 말한다.

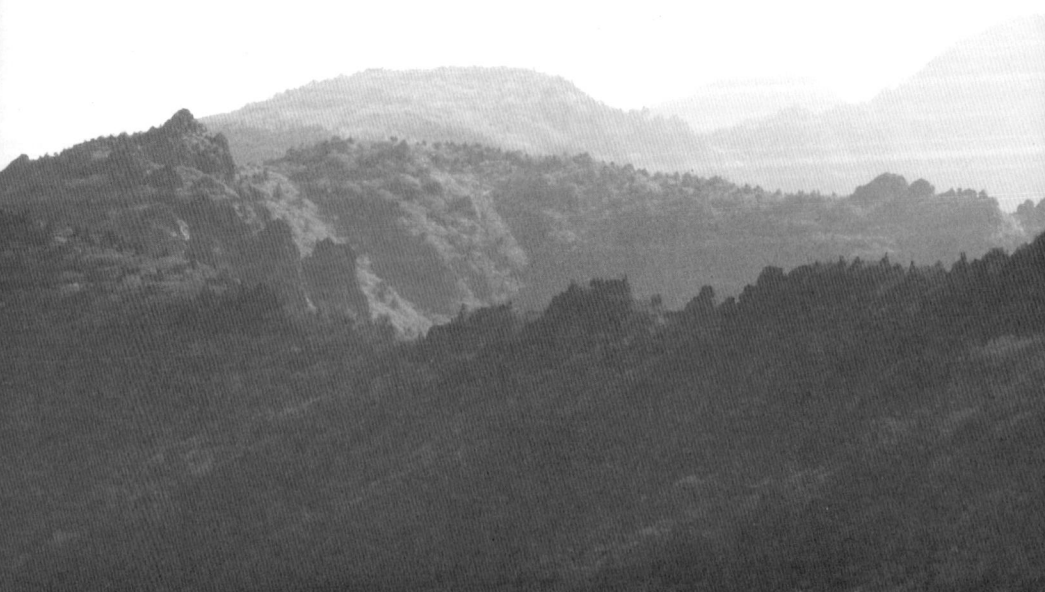

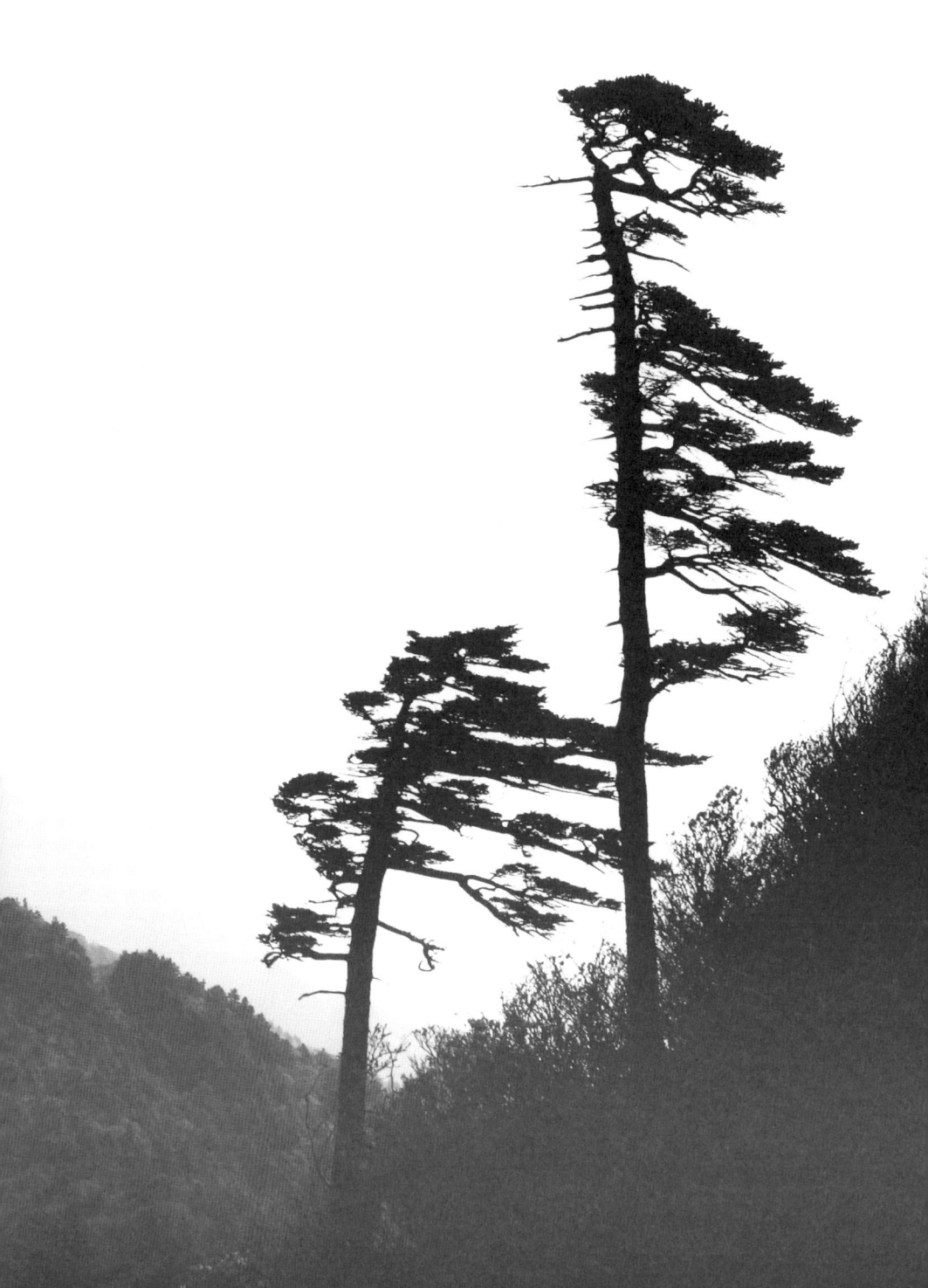

현대사회와 마음공부,
스트레스와 화병을 조절한다

현대사회가 복잡해지면서 스트레스는 여러 가지 문제를 야기하고 있다. 그런데 스트레스는 혼자만의 생활에서보다는, 개인과 개인이 사회를 형성하여 그 관계가 복잡하게 얽히면서 일어나는 경우가 대부분이다. 이러한 사회생활 속 스트레스의 진정한 해결책은 생활 속 마음공부·명상수행이다.

 심리학에서는 인간이 행복한 생각이 아닌, 부정적인 생각을 더 많이 하도록 진화했다고 한다. 역설적이지만 자연계에서는 낙천주의보다 비관주의가 생존에 더 많은 도움이 되기도 한다. 경계심은 인간의 가장 중요한 생존 수단이었다. 원시시대에는 맹수가 있을 가능성이 있는 잡초 덤불을 알아채고 미리 피하느냐 그러지 못하느냐가 생사를 좌우했다. 인간이 맹수와 마주치는 경우를 상상해 보자. 순간적으로 스트레스 지수가 높아지며 체내에서 아드레날린이 솟구친다. 아드레날린은 인간이 온 힘을 다해 맹수로부터 도망칠 에너지를 내도록 해준다.

하지만 현대사회에서는 과유불급이다. 무엇이든 지나치면 문제가 된다. 변화가 빨라지고 경쟁의 강도가 세지면서 사람들은 항상 긴장한 상태로 살게 되었다. 언제나 맹수 앞에 서 있는 꼴이 된 것이다. 이런 상황에서 과연 심신이 건강할 수 있을까? 최근 병원을 찾는 환자의 3분의 1은 그 질병의 원인이 스트레스라고 한다.

마음공부·명상수행에서 스트레스는 모습, 현상에 집착하여 일으킨 한 생각으로 인하여 스스로 고통을 겪게 되는 것이라고 본다. 자기 스스로 그것을 일으켜서 거기에서 벗어나지 못하고 스스로를 얽매는 꼴이 바로 스트레스, 화병이다.

마음공부·명상수행과 심리학, 의학의 결합을 연구하는 관점에서 마음공부·명상수행의 가치를 자율신경으로 설명 가능하다. 인간의 자율신경은 교감신경과 부교감신경으로 나뉘는데, 교감신경은 주로 낮에 사람이 에너지를 발산하며 활동할 때 활성화된다. 밤이 되면 부교감신경이 몸 전반을 지배해 휴식을 취하게 하고 우리 몸은 휴식과 충전 상태에 들어간다. 문제는 현대인들이 항상 긴장 상태에 머물러 있어 언제나 '스위치가 켜진 채로' 있다는 것이다. 이렇게 되면 피로가 풀리지 않는 것은 물론이고 심장과 혈관 등 내분비 계통에 문제가 생길 수 있다. 압박 상황에서는 근육의 혈액 필요량이 평소보다 3~4배 많아진다. 자율신경은 말 그대로 의지와 상관없이 자율적으로 움직이므로, 사람이 생각대로 조절할 수가 없게 되는 것이다.

그러나 마음공부·명상수행은 자신의 자율신경을 마음대로 움직일 수 있게 해 준다. 스스로 '신경 스위치'를 켜고 끌 수 있는 능력을 갖게 되는 것이다. 마음공부·명상수행을 하면 자신이 원할 때마다 몸의 흥분을 가라앉히고 부교감신경을 활성화할 수 있다. 훈련을 통해 뇌 속에 일종의 '자가 조절 회로'를 만들기 때문이다. 그래서 어떤 이는 마음공부·명상수행이 심신의 속도 조절을 넘어 모니터링 시스템 역할을 한다고 주장하기도 한다.

이처럼 마음공부·명상수행의 목표는 마음의 흔들림을 멈추고 고요하게 하는 것이다. 자신을 관조하고 객관적으로 살피는 것이기도 하다. 바로 이 과정에서 자신의 가치를 확인하게 되고 인생의 지혜가 생긴다.

우리는 스트레스로 참을 수 없이 가슴이 답답하고, 물을 자주 마셔도 입술이 바싹바싹 타며 잠도 잘 오지 않고, 자고 일어나도 몸이 무겁고 가끔은 머리가 터질듯 지끈거리기까지 한다. 의사로부터 받은 진단은 화병이다. 의외로 우리 주변에는 화병 환자가 많다. 또 꾸준히 늘어나는 추세다. 1995년 미국정신학회에서는 '화병'을 분노를 억제함으로써 생기는 '분노 증후군'으로 설명하며, 한국식 발음 그대로 'hwa-byung(화병)'으로 표기했다. 화병 환자가 전 세계에서 한국에 가장 많다는 게 이유였다.

한국인 스무 명 가운데 한 명은 화병을 경험했다는 통계가 있으며, 한국인의 급한 성격, 생존경쟁을 부추기는 치열한 사회 분위기, 참는 게 미덕이라는 전통 정서가 화병을 부추기는 3대 요인에 속한다. 한국의 '국민질환' 화병은 어떻게 다스릴 수 있을까? 병원에서는 약물, 침, 명상요법 등 다양한 방법으로 화병을 치료하고 있다. 그 가운데 가장 효과적으로 꼽히는 방법이 마음공부·명상수행이다. 마음공부·명상수행이 화병 치료는 물론이고 예방에도 탁월한 효과가 있는 것이다. 스님들도 마음공부·명상 수행으로 화를 푸는 것이 효과적이라고 말한다.

화병 외에도 고혈압과 심근경색, 암 등 많은 질병이 스트레스와 직간접적으로 연관되어 있다. 꾸준한 마음공부·명상수행은 스트레스를 해소하고 인체의 면역력을 높여 암 등 각종 질병을 치료하는 보완 대체요법으로도 탁월하다. 각종 연구 결과에 따르면, 마음공부·명상수행은 수면보다도 몇 배 강한 휴식과 회복 효과가 있는 것으로 드러났다.

호흡을 깊고 고르게 안정시키고 맥박과 혈압을 떨어뜨려 순환계 전체의 기능을 향상하는 데도 도움을 준다. 또 마음공부·명상수행은 몸 전체의 근육을 이완하며 뇌에 산소를 공급해 일과 공부에 온몸과 마음을 집중할 수 있게 해 준다. 또한 뇌 활동이 촉진돼 창의성이 높아지는 것은 물론이다. 이런 효과는 지속적인 마음공부·명상수행자라면 누구나 경험하고 있다.

또한 서구에서는 고대와 중세 동북아시아의 마음공부·명상수행을 이용한 심리치료도 많이 연구 개발하였다. 20세기 초 미국 심리학의 아버지로 일컬어지는 윌리엄 제임스William James는 불교가 서구 심리학에 중요한 영향을 끼칠 것이라고 예견했었다. 사실 불교 전통 중 마음공부·명상수행은 심리치료의 대표적인 방법인 인지행동치료에 수용되어 심리치료에 큰 영향을 주었다. 또한 몸과 마음의 밀접한 관계가 과학적으로 연구되면서, 심리치료는 단순히 마음의 건강만이 아니라 몸의 건강에도 도움을 주고 있다. 몸과 마음의 건강을 함께 다루는 대표적인 분야로 심신의학psychosomatic medicine과 건강심리학health psychology을 들 수 있다.

이런 심리치료들이 전통적인 서구의 인지행동치료와 크게 다른 점은, 기존의 인지행동치료는 부정적인 생각이 증상과 질병의 원인이라고 보고 생각을 바꾸는 데 초점을 둔 반면, 부정적 생각을 바꾸려 하지 않고 그저 있는 그대로 바라보도록 한 것이다. 현상을 있는 그대로 바라보는 것은 마음공부·명상수행의 특징 중 하나이다. 이런 마음공부·명상수행이 심리치료의 새로운 물결을 만들고 있다.

우리는 누구나 인생에서 행복을 추구하지만, 삶에서 고통을 피할 수 있는 사람은 드물다. 고통은 삶의 한 부분이다. 문제는 우리가 고통을 피하려고 할 때 오히려 고통이 더 증폭되고 지속된다는 것이다. 석가는 "두 번째 화살을 맞지 말라"고 했다. 첫 번째 화살은 인생에서 피할 수 없는 것이겠지만, 두 번째 화살은 자기 자신이 스스로에게 쏘는 것으로 피할 수 있는 것이기 때문이다.

심리학에서 정신역설효과라고 부르는 것이 있다. 이것은 우리가 생각하지 않으려고 하면 더 강하게 떠오르는 현상을 말한다. 예컨대 "지금부터 1분간만 하얀 북극곰을 생각하지 말라"고 주문하면 성공할 사람이 있을까? 하얀 북극곰을 생각하지 말라는 말을 하지 않았다면 1분이 아니라 한 시간, 아니 하루 종일 하얀 북극곰을 생각하지 않았겠지만, 생각하지 않아야겠다고 생각하는 순간부터는 하얀 북극곰이 계속 떠오를 것이다. 혹시 잠시 애써 생각을 눌렀다 해도 억압된 생각은 나중에 더 왕성하게 나타난다는 것이 실증적 연구로 확인되었다. 불안이나 우울과 같이 고통스러운 경험도 마찬가지이다. 이를 회피하려고 할 때, 불안과 우울은 더 증폭되고 더 오래 지속되는 것이다.

마음공부·명상수행은 회피하지 않고 있는 그대로 바라보는 것일 뿐만 아니라 모습, 현상에 집착하지 않고 한발 벗어나서 보는 것이다. 마음에 불안이나 우울 등의 고통이 있을 때 그 속에 매몰되지 않고 오히려 그 경험을 낱낱이 보는 것이다. 화날 때 '화'에서 세상을 보는 것이 아니라 '화' 자체를 살펴보는 것이다. 고통스러운 경험을 확대시키는 생각이 일어나더라도 그것을 사실로 믿는 것이 아니라, 마음속에서 일어난 하나의 가짜 현상으로 보는 것이다. 이처럼 마음공부·명상수행을 통하여 스스로를 살펴보게 되면, 스트레스와 화병의 예방과 관리가 가능하고 이에 대해 적극적으로 방어할 수 있게 된다.

인생의 고통이 되는 스트레스, 화병의 해결책은 마음공부가 가장 뛰어나다. 가만히 생각해 보면 스트레스, 화병도 모두 어떤 모습에 집착하여 생기는 현상이다. 우리가 어떤 의미와 가치를 두는 물질, 대상, 사건 사고에 집착하므로 스트레스, 화병이 일어난다. 이 세상의 주인공인 우리가 물질이나 모습에 떨어져서 그것들의 노예가 되어 지내다 보니 각종 스트레스가 일어나고 결국 화병이 생기는 것이다. 만약 우리의 모습 없는 주인공인 마음이 모습에 떨어지지 않고 모습에 집착하지 않고 지낸다면, 그 어떤 스트레스도 없을 것이다. 마음공부·명상수행을 통해 스트레스와 화병을 예방하고 그것에서 벗어날 수 있도록 하자.

소문
素問

소素는 근본 되는 '바탕'이다.
소문은 바탕을 참구하는 것을 뜻한다.
여기서 바탕은 바로 누리의 주인공인 '마음자리'이며,
소문은 마음공부·명상수행을 말하는 것이다.

마음공부 · 명상수행,
생활이 행복해진다

가짜가 아닌 진짜로 살기의 행복함

마음공부 · 명상수행을 통해 우리가 얻고자 하는 것은 무엇일까?

그것은 우리 모두의 바람이라 할 수 있는 '행복한 삶'이다. 분명 우리는 행복한 삶을 위해 오늘도 열심히 노력하며 살아가고 있다. 하지만 행복한 삶은 참으로 얻기 힘들다고들 한다. 왜 그럴까? 우리의 노력이 부족해서일까? 아니면 애초에 행복한 삶이란 목표 자체가 실현 불가능한 것인가?

진짜 이유는 우리가 목표로 삼는 행복한 삶의 기준이 잘못되어 있어서이다. 시간이 흐르고 사회가 변하면서 약간의 차이는 있지만, 우리는 행복한 삶의 기준을 경제적 여유, 건강한 육체, 문화적 충족감, 높은 명예, 심리적 안정, 깨끗한 환경 등에 두고 그 달성 여부를 가지고 행복한 삶을 논한다. 그런데 모습을 비교하는 이런 행복은 상대적이어서 설사 자신이 어느 정도 그 기준을 충족하였다 해도 만족감은 영원한 것이 못된다. 바로 그 시점에서 나보다 더 많이 가진 사람과 비교하게 되고, 순간 만족하여도 금세 익숙해져서 더 많이 충족되기를 원하기 때문이다. 결국 행복한 삶의 기준을 이런 상대적인 가짜 행복이 아니라 진짜 행복인 절대적 행복에 두고 마음공부·명상수행을 통해 그 경지에 다다를 때에 비로소 진정 행복한 삶을 살 수 있는 것이다.

절대적 행복은 무엇일까? 그것은 외부 환경이나 여건과는 무관하게 항상 변치 않는 마음의 행복이다. 마음공부·명상수행의 의미를 제대로 알고 실천하는 이는 변화하는 상대적인 모습, 현상에 가치를 두지 않고 주체적으로 대응함으로써 인생의 가치를 모습 아닌 '본체의 마음'에 두기 때문에 진정 행복한 삶을 누릴 수 있는 것이다.

열심히 노력하되 도모한 일의 성사 여부와 상관없이 만족하고 행복하다. 성사되었다고 하여 즐거워하거나 축복으로 여기지도 않고, 안 되었다고 하여 괴롭거나 불행해하지도 않는다. 그러나 여기서 마음공부·명상수행하는 이는 성사되었다 안 되었다는 현실의 사실을 정확하게 인식하고 있다. 만약 이런 정확한 현실 인식이 부족하거나 없다면, 이는 엉터리 마음공부가 된다. 이 점에 유의해야 한다.

성실하게 노력하면서 살아가되 단지 모습에 떨어져서 헐떡이고 들뜨곤 하는 마음을 가라앉혀 평정심으로 돌아가서 살아가는 결과로서, 참된 행복감을 가지는 것이다.

모습(육체)을 가진 채로 '모습이 없음(진짜가 아니라는 것)'을 알아서, 각종 모습의 경계에 떨어지지 않고, 진짜가 아닌 가짜인 모습(육체)을 잘 운영하면서 한평생 살아가는 것이 바로 마음공부·명상수행의 '절대 행복'이다.

진정한 자유인

자기 자신이 주인공 노릇을 하여 자기 자신의 제대로 된 말을 하고, 생각을 하고, 행위를 하는 진정한 자유인!

이러한 자유인은 내면적인 차원에서 말하는 것이다. 흔히 자유 하면 우리는 사회적인 어떤 주의, 사상, 제도, 법률, 규율, 경제적인 문제 등에서 그 의미를 찾는다. 가령 우리 사회가 속해 있는 자본주의, 민주주의 등의 어떤 주의와 사상에 얽매이지 않고 자유롭게 생각하고 처신하는 경우 자유인이라고 한다. 또는 직장과 사회 규율을 벗어나, 어떤 창의적이거나 파격적인 행위를 하거나 예술적인 작품을 만들면서 살아가면 자유인이라고 한다. 이런 자유는 외부적인 형태, 물질, 현상 등의 모습에 떨어진 자유를 말한다. 외부 환경에 의존적인 자유는 진정한 자유가 아닌데, 그 이유는 외부 환경이 바뀌면 자유롭다고 여겼던 생각이 금세 변하기 때문이다.

반면 참된 자유는 내면의 자유이다(말로 설명하자니 내면이다. 사실은 내면도 아니고, 외부도 아니다). 참된 자유는 자신의 주인공인 마음에서 나온다. 그 주인공이 스스로 이 세상의 주인공임을 알고 확실하게 경험하여 온갖 것을 마음껏 구속 없이 운영하면서 살아가는 것에서 진정한 자유와 행복이 생겨난다.

　바로 《동의보감》의 마음공부·명상수행을 통하여 어떤 상대적인 모습에 떨어지지 않는 '절대의 행복'을 체험하는 것이 바로 진정한 자유와 행복이다. 이는 사회생활에서 실행 실천이 가능한 마음공부·명상수행의 방법이다. 가령 우리의 눈, 귀, 코, 입, 혀, 몸, 생각이 외부 환경의 자극에 물들지 않고 온갖 일들을 하면서 자유로운 생활을 행하는 것으로 설명이 가능하다.

　마음공부를 알지 못하는 보통의 우리 인생을 반추해 보면, 생활 주변 온갖 환경의 자극에 물들어 지내는 것이 인생살이다. 태어나서 죽는 순간까지 아름답고 화려한 색상, 편안하고 듣기 좋은 말, 향기로운 냄새, 맛있는 음식 등의 경계를 벗어나지 못하고 거기에 집착하여 생각하고 살아간다.

　우리의 눈, 귀, 코, 입, 혀, 몸, 생각이 빛깔, 소리, 냄새 등의 외부 환경과 경계의 자극에 반응하여 보고, 듣고, 맡고, 먹고, 말하고, 느끼고, 부리고, 생각하고 하더라도, 이 신체 기관들은 주체성이 없다는 것을 알아야 한다. 이들 육체의 기관은 외부 대상의 자극에 반응하는 단순한 물질적인 모습 차원의 대행기관이라는 것을 알아야 한다. 여기서 대행기관이라는 것은 주체적이고 독립적인 생명 현상의 주인공이 아니고, 나의 자성(본연의 마음)이 어떠한 작용(생각)을 일으켜 그 지시에 대한 반응 작용을 하는 신체 기관이라는 말이다.

　따라서 외부에서 변화하는 모습의 자극은 상대적인 가치로서 늘 변화하므로 진짜가 아니다. 그런 자극에 대한 나의 자극 수용 기관이 느끼는 것도 나의 생각을 포함하여 진짜가 아니라는 것을 알아야 한다. 그래서 내가 보고 느끼는 등의 것이 전부가 아니며, 동시에 진짜가 아니라는 것이다. 예를 들어 눈으로 보는 미의 기준도, 혀로 느끼는 맛의 기준도, 시대 · 장소 · 환경에 따라 달라지는 상대적인 것으로 가짜인 것이다.

《동의보감》의 마음공부 · 명상수행은 이런 물질, 현상, 사건 사고 등의 형상적인 자극에 물들지 않고 우리 인생을 잘 운용하는 자유와 행복을 말하는 것이다. 즉, 사회생활에서 직업을 갖고, 정치 · 경제 · 문화적인 생활을 하고 가정을 꾸리면서, 동시에 마음공부 · 명상수행을 통해 상대적 차별상差別相에 떨어지지 않고 생활에서의 온갖 경계에 물들지 않으면서 마음껏 모습을 사용하면서 살아가는 것이다. 이런한 경지를 《동의보감》의 전문 용어로 말하면, 정기신 합일이다. 육체(정精), 호흡에너지(기氣), 정신(마음, 신神)의 합일을 통한 절대 행복과 자유의 가치를 추구하여 달성하는 것이다. 이 자유자재한 절대 행복의 가치를 동북아시아 문화에서는 흔히 허공虛空, 중도中道, 무無, 태극太極 등으로 표현하기도 한다(이 전문 용어들은 제3부에서 다시 다루기로 한다).

모습에 집착하는 삶

모습에 집착하지 않는 자유로운 삶이란 구체적으로 어떤 것일까. 우리의 감각기관인 눈, 귀, 코, 입, 혀, 몸, 뜻이 외부 환경과 경계의 자극에 물들지 않고서, 온갖 일을 하면서도 모습(형상)에 집착하지 않는 자유로운 생활을 하는 것이 마음공부·명상수행의 자유이고 행복이라는 말이 무슨 의미일까?

생각해 보자. 우리가 어떤 물건이나 모습을 보는 것은 우리의 눈이 보는 것인가? 어떤 소리를 듣는 것은 귀가 듣는 것인가? 어떤 냄새를 맡는 것은 코가 맡는 것인가? 어떤 음식을 먹는 것은 입이 먹는 것인가? 어떤 물건에 접촉을 느낀다면 몸체가 느끼는 것인가? 어떤 생각을 일으킨다면 나의 두뇌가 생각하여 요령을 부리는 것인가?

모습의 자극에 관하여 예를 들면서 살펴보도록 하자.

예쁘다 꽃이 예쁘다고 하는 것도 그 꽃이 시들면 그만이고, 똑같이 예쁜 꽃을 보더라도 각자가 느끼는 예쁨의 정도가 다르며, 또 쳐다보는 그 시점의 마음 상태에 따라서 예쁜 정도가 달라질 것이다.

예쁜 모습은 이렇게 상대적인 것으로 항상 동일한 진짜는 아니다. 만약 진짜라면 늘 예쁘고, 나의 마음이 괴롭고 우울하여도 예쁘고, 어떤 사람이 보아도 동일한 정도로 예쁠 것이다. 여기서 우리는 예쁘다, 못났다 하는 것이 모습의 차원으로 항상 변한다는 것을 알 수 있다.

우리가 눈으로 보는 어떤 가변可變의 대상도 진짜가 아니며, 그 모습을 보는 나의 눈도 진짜로 보는 것이 아니므로, 이런 모습에 떨어지면 안 된다.

맛있다 어떤 음식이 맛있다. 만약 정말 맛있다면, 그 음식이 항상 맛있어야 하며, 또 누구든 맛있다고 느끼는 정도가 늘 동일하게 맛있어야 할 것

음양
陰陽

음양은 상대성을 말한다.
우리 살아가는 세상은 차별상의 모습 세계로서
서로 비교하여 상대적이라는 것이다.
우리가 좋아하고 싫어하는 것도,
아름답고 추한 것도, 잘나고 못난 것도
모두 모습을 비교하여
상대적으로 그렇게 여기는 것이다.

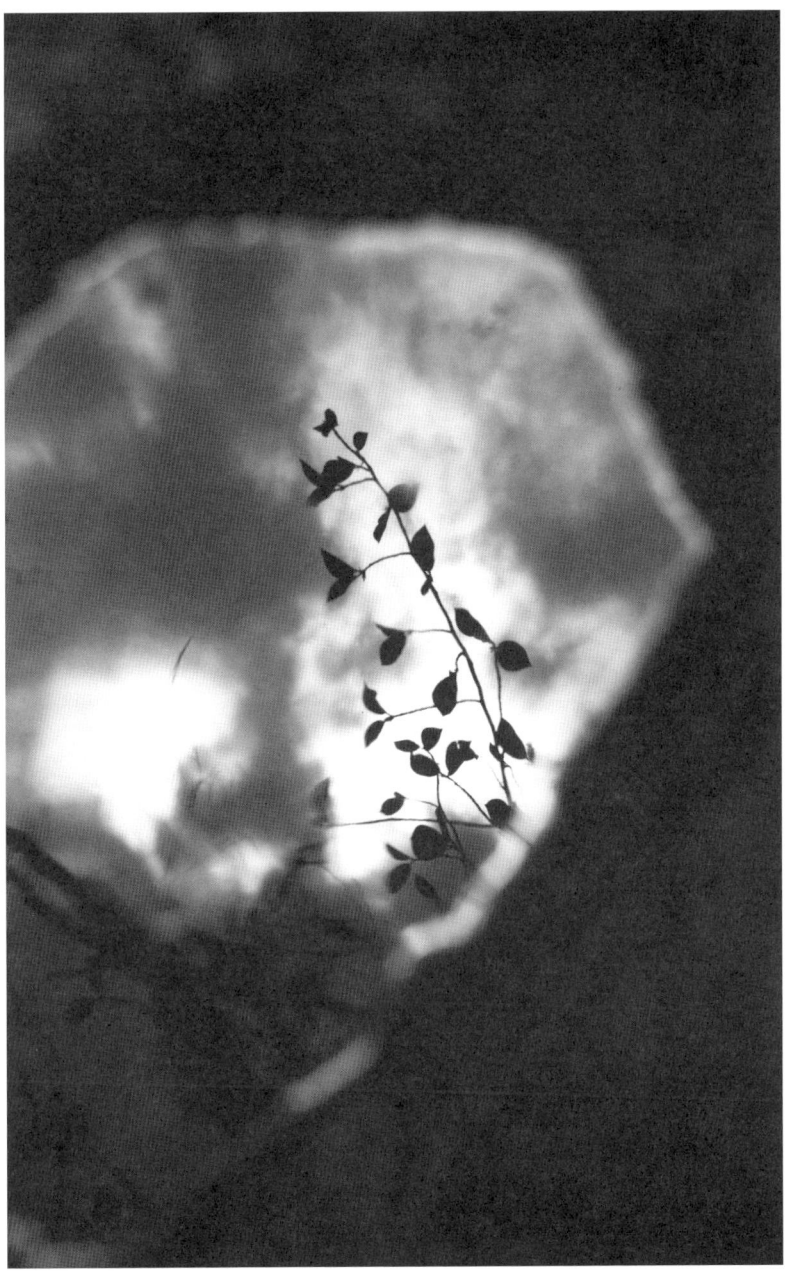

이며, 또한 내가 즐겁고 괴롭고 우울하여도 맛은 한결같아야 할 것이다.

그래서 '음식의 맛' '나의 입맛'과 같은 것은 물질, 모습의 차원이며 진짜가 아니다. 우리는 진짜가 아닌 가짜의 모습에 떨어지면 안 된다.

신체의 아름다움과 추함 미의 기준은 동서양과 옛적과 오늘날이 다르다. 지금 우리나라에서 미의 기준은 할리우드 영화에서 그리는 서구식에 맞추어져 있다. 가령 V자 미인이라고 하여 턱이 가는 사람을 알아준다. 그러나 우리 조상들은 턱 부위가 그러하면 미인은 고사하고, 박복한 사람으로 여겨 배척하였다. 이처럼 미의 기준은 시대에 따라 변한다. 또한 어떤 미인이 있어서 자신을 미인이라고 생각해도, 자신보다 더 아름다운 사람을 만나면, 상대적으로 부러워하거나 불쾌해하는 모습에 떨어지는 마음이 일어난다.

남자들도 마찬가지다. 자신의 근육 상태가 자랑스러워도 더 멋진 근육질을 보면 바로 주눅이 든다거나, 부러워하기도 한다. 이는 모두 근육이라는 모습에 집착하는 것이다. 내가 한번 근육질이 되고 싶은 마음이 일어난다면, 열심히 운동해서 근육질을 만들면 될 것이다. 상대방의 상태를 부러워하거나, 나의 상태를 부끄러워하는 등의 열등과 우등이라는 상대적인 모습에 떨어지는 생각과 행위는 마음공부와는 전혀 다른 길이다.

아름다움과 추함 등 가변의 모습에서 자유로운 삶이 되어야 한다. 아름다운 대상과, 우리의 눈으로 보고 아름답다거나 추하다고 생각하는 그런 모습에 떨어지면 안 된다. 나의 신체적인 어떤 상태도 역시 하나의 모습으로 가변적인 것이며, 이에 대한 어떤 고정된 관념을 가지지 않는 것이 바로 생활의 마음공부 · 명상수행이다.

부富　돈이 많은 것도 적은 것도 모두 상대적이다. 평소 부자라고 생각하는 사람도, 자신보다 더 많은 재산을 가진 사람을 만나면 상대적으로 가난함을 느낀다.

그리고 우리는 어느 정도의 재산을 목적으로 경제활동을 하여 그 목적이 달성되면, 금세 더 많은 재산 축적의 목적을 가지게 된다. 부라는 것은 자본주의 경제생활의 목적이 되어 만족을 모르며 끊임없이 추구하게 되는, 가변하는 모습의 대표적인 상태이다. 보통 사람들은 재벌 정도가 되면 스스로 충분히 만족할 것으로 여기지만, 재벌들도 항상 더 많이 가지려고 하며, 가진 재산이 줄거나 없어지지는 않나 하고 늘 걱정하여 불안해한다.

이처럼 부유함은 상대적인 가치로서, 절대의 행복에 전혀 도움이 되지 않는다. 오히려 부유함을 추구하는 데 드는 인생의 시간, 에너지적인 소모가 더 큰 문제이다. 또한 재벌 2세와 같이 이미 부를 가진 이가 그 부를 사용하느라 정신이 없어서 생기는, 부유함으로 일어나는 인생의 헛된 낭비와 수고로움 또한 인생의 크나큰 피해다.

여기서, 혹시 있을지도 모르는 마음공부·명상수행과 경제적인 부의 창출 활동과의 괴리 문제에 대한 오해를 이야기하고 넘어가고자 한다. 흔히 마음공부·명상수행을 이야기하면, 가난하게 살아야 하는 것으로 받아들이거나, 또는 자신의 재산이 줄어들지 않을까 생각하는 이들이 많다.

마음공부는 재산의 유무, 많고 적음, 증식과 축소 등과는 전혀 상관이 없다. 그 이유는 너무나 명확하다. 재산은 모습에 속하기 때문이다. 만약, 재산이 많아서 또는 적어서 마음공부·명상수행에 방해가 된다면, 그 재산을 줄이고 없애거나 또는 늘이려고 노력하면 되는 것이다. 마음공부·명상수행을 한다고 해서, 이런 노력을 하지 말라는 것이 아니다.

단지 마음공부는 '모습 없음'을 알고서 '모습 있음'에 떨어지지 않는 것을 실천하는 것이기 때문에 재산과는 관련이 없어서, 부자도 좋고 가난뱅이도 좋고 중산층도 좋다. 있으면 있는 형편으로 쓰면서 마음공부하고, 없으면 없는 형편으로 쓰면서 그냥 명상수행하면 된다. 부자, 가난, 중산층을 핑계 대면서 마음공부·명상수행을 기피하지 말자(그 죄가 크다. 이놈아).

그래서 마음공부·명상수행을 하는 사람은 경제적으로 열심히, 성실하게 사회규범을 지키면서 돈벌이를 하되, 그 결과가 큰 부의 창출로 나타나지 않아도 결코 낙심하거나 불평하거나 능력 부족을 탓하지 않는다. 또한 신기하게도 그냥 열심히 마음공부·명상수행을 하는데 경제적·사회적 문제가 줄줄 풀린다. 그 이유는 마음공부·명상수행을 통하여, 돈이라는 모습, 체면이나 명분이라는 모습에 떨어지지 않기 때문이다. 그런 결과적인 모습에 연연하지 않기 때문에 늘 행복한 것이다. 만약 모습으로서의 행복을 찾는다면 어찌 항상 행복하겠는가.

없어도 좋고, 있어도 좋고, 줄어도 좋고, 늘어나도 좋고, 지위가 높아도 되고, 낮아도 좋다. 단지 마음공부·명상수행을 하면서, 자신의 인연처(因緣處)에 맞도록 일하는 것이다. 재산의 들고나는 것은 단지 인연에 맡기는 것이다. 이것이 바로 참된 행복이요, 돈으로부터의 자유다. 이외에 돈으로부터의 자유와 행복은 없다.

집 다음으로 집이 넓어서 좋다고 할 때, 이 좋은 것도 상대적인 만족이요, 행복이다. 집이 넓어서 평소 즐겁고 기뻤던 이라면, 만약 자신의 집보다 더 넓은 집을 가진 어릴 적 친구나 지인을 만나면, 그 즐거움과 행복은 변할 것이다. 좋았던 마음이 불편해진다. 더구나 그 친구나 지인이 이전에 자기보다 어려운 생활을 한 사람이라면 더욱 불편해진다. 나이가 어느 정도 있는 사람들 중에는 이런 경험을 가진 사람이 제법 있을 것이다.

그래서 평소 사는 집이 넓다 좁다는 견해를 일으키지 말고 그냥 사는 것이, 집의 모습에 떨어지지 않고 잘 사는 것이 된다.

집만이 아니라, 자동차, 가구, 전자제품, 멋진 의상, 명품 등을 가지려고 하는 우리들의 태도도 마찬가지다. 우리 생활의 모든 물건, 대상은 모두 모습, 물질에 속하는 것으로서, 이런 모습에 고착된 관념을 가지지 않도록 하는 것이 생활 속의 마음공부 · 명상수행이다.

1등 1등을 보자. 만약 1등인 사람이 내가 잘해서 1등이라고만 여긴다면, 이는 지나친 아상我相*에 집착하는 것이다. 1등은 2등 이하와 상대적으로 비교하여, 1등이다. 만약 나보다 높은 성적을 만난다면, 2등으로 강등하게 된다. 1등은 자기 자신이 열심히 노력한 결과물이면서 동시에 2등 이하가 있기 때문에 자신이 있다는 겸양의 마음자세를 가져야 한다.

진정한 겸양은 가식이 아니라, 나라고 여기는 생각 즉, 아상이 없는 것이다. 그래서 대학생이 1등으로 장학금을 받으면 2등 이하의 친구들에게, 직장인이 1등으로 승진하면 2등 이하의 동료들에게, 이런 식으로 더 나은

---

* 아상 우리 각자가 가지고 있는 '나'의 육체, 정신, 사회 신분, 정치, 경제, 문화 등의 종합적인 의미와 가치에 대한 개념으로, 가령 자기의 존재를 내세우는 것으로 '내가 이런 사람인데'하는 모습에 집착하는 상태를 말한다.

사람은 덜한 사람에게 감사하다는 생각을 가져야 한다.

아상이 없으려면, 마음공부·명상수행이 가장 좋은 방편이다. 지금 우리나라는 미국식 자본주의의 경쟁적인 구도로 편중되어 있으므로, 1등을 하면 자신이 잘나서 그런 것으로만 생각하곤 한다. 직장 생활에서도 그러하고, 국가도 마찬가지다. 승자는 패자를, 부자는 가난한 자를, 건강한 자는 허약한 자를, 여당은 야당을, 좌파는 우파를, 보수는 진보를, 미인은 못생긴 자를, 어린 사람은 어르신을, 노인은 어린 사람을, 여자는 남자를, 남자는 여자를, 경상도는 전라도를, 전라도는 경상도를, 서울 사람은 지방 사람을 고려하고 배려하는 사회가 되는 것이 바로 마음공부·명상수행이다.

결론적으로 사회생활의 이런 여러 가지 모습들이 진짜가 아니라는 것을 알고, 어떤 고정 관념을 가지지 않아야 할 것이다. 물질적인 자극에 반응하는 주체는 우리의 마음(자성)으로, 그 마음이 모습의 자극과 유혹에 집착하지 않도록 하는 것이 마음공부·명상수행이다. 그리고 마음공부·명상수행 통하여 모습의 유혹으로부터 해방하는 것이 참된 행복이다.

그런데 외부 자극에 물들지만 않고 아무런 일을 하지 않는다면, 무슨 소용이 있는가. 번잡스런 모습, 대상, 물건, 일들을 싫어하고, 조용하거나 편안한 모습을 추구하는 것은 또 다른 하나의 고정된 형상을 만드는 것이다. 편안함, 조용함, 행복함이라는 '생각으로의 모습'에 떨어지는 것이다. 명상수행이 무엇인지, 마음공부가 무엇인지, 인생이 무엇인지 알지도 못하고서 마냥 모습에 떨어져서 번잡하게 고민하면서 사는 것이 하나의 편벽편중된 변견邊見이라면, 이것도 도피와 피난이라는 또 다른 편벽편중된 변견이다.

어떤 모습의 자극에도 유혹되지 않고, 고정관념이 없이 상대적인 모습을 잘 활용하여야, 진정한 명상수행이며 마음공부이다.

오행
五行

목화토금수의 오행은
봄 여름 가을 겨울의 계절처럼
세상의 모든 것은 항상 변화한다는 순환론을 말한다.
기쁨도, 고난도, 부귀도, 가난도
흘러가는 순환 과정의 하나라는 것이다.

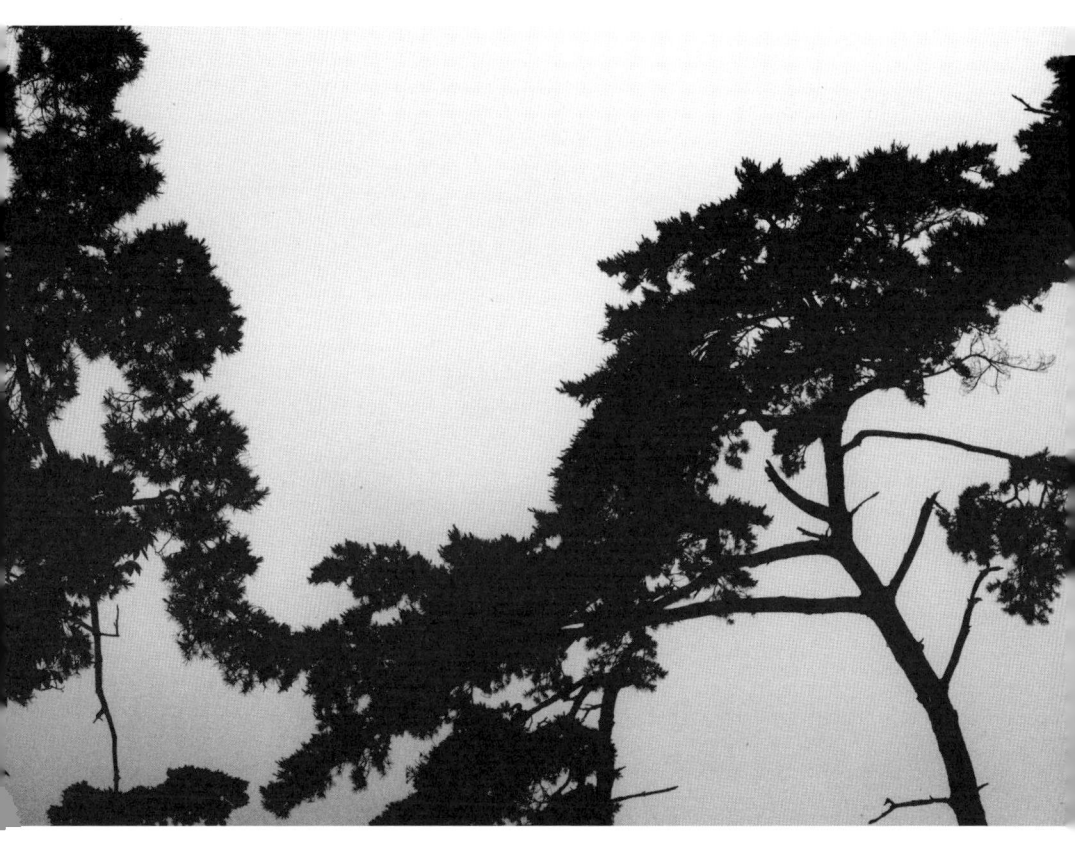

마음공부·명상수행의
기본 이치

모습 없는 마음이 몸을 굴리네

"모습 없는 마음이 우리의 육체를 운용한다"는 기본 이치가 마음공부·명상수행의 이해와 실천에서 가장 중요하다. 그러나 이 간단한 기본 이치를 쉽게 받아들이지 못하는 이가 의외로 많다. 현대인들처럼 평생 육체가 전부인 줄 알고 살아온 입장에서는 실로 엄청난 이야기가 아닐 수 없으며, 감당하기 어려운 말일 수 있다. 모습 없는 마음이 온갖 작용을 한다는 사실을 이해하고 수용하기 어렵다는 점을 충분히 인정하지만 올바른 마음공부의 기본자세로서 이보다 더한 것이 없으므로, 이 중요한 기본 내용을 확고하게 이해하고 수용한 뒤 마음공부를 시작해야 할 것이다.

《동의보감》에서는 우리 몸과 마음의 관계에 대해, 심신일체心身一體, 신형일체神形一體 등으로 인간 생명을 몸과 마음의 복합체로 설명한다. 즉, 생명체는 육체와 정신의 결합으로서 하나의 현상으로 관찰된다는 것이다. 그러나 이것이 전부는 아니다. 이와 동시에 생명 현상의 주체가 되는 것은 마음(생명 현상과 정신 발현의 주체)이라는 입장을 갖고 있다.

즉, 생명체가 생명을 발현하는 데에 현상적으로는 비록 육체와 정신이 동일한 가치를 가지나, 본질적으로는 마음(생명과 정신의 본체)이 우위를 점하고 있다는 것이다. 생명은 육체적인 차원을 기본으로 하고 생명에너지의 도움을 받아 정신 현상을 발현하지만, 동시에 마음이 생명에너지와 육체적인 차원을 주관하는 것이다.

이 마음은 '본연의 마음'으로서, '작용으로서의 마음'과 구분하여 이해하는 것이 일단 필요하다. 작용으로서의 마음은 바로 우리의 생각이다. 예를 들어, 실연한 친구에게 우리는 '괴로운 그 마음'을 이해한다고 하면서 위로한다. 이런 마음이 작용으로서의 마음이다. 이런 작용의 마음(생각)을 일으키는 주체가 바로 본연의 마음이다. 이 본연의 마음은 형상은 없으나 작용은 분명히 한다. 그래서 없다고 할 수 없다.

본연의 마음은 본질의 성품이며, 청정광명清淨光明한 자성 주인공 자리를 말한다. 그래서 청정 자성을 바로 아는 것이 바로 마음공부·명상수행이다. 이 본연의 청정한 해맑은 마음을 바로 알고, 각자의 모습(가령 우리의 육체 등)을 잘 활용하도록 실행 실천하면서 자유롭게 사는 것이 바로 제대로 된 수행이다. 그래서 인생 자체가 수행이며, 상대적이고 차별적인 물질, 대상, 사건 등의 모습에 거리낌 없이 모습을 잘 굴리면서 살아가는 것이 바로 마음공부·명상수행의 자유로운 삶이다.

이렇듯 '마음'이 육체와 정신 활동의 본질적인 근간이 되므로, 마음의 정화淨化가 마음공부·명상수행에서 절대적인 바탕이 되어야 한다. 절대로 육신의 정화가 기본이 되어서는 안 된다. 흔히 마음공부·명상수행을 그릇되게 인식하는 부류들이 몸의 정화를 마음공부·명상수행의 필수불가결한 기본으로 받아들이고 있는데, 이는 매우 잘못된 것이다. 물질적인 육체와 생명에너지를 관리하고 운영하는 것은 마음이라는 사실을 명료하게 인식하는 것이 마음공부의 기초이다.

마음공부·명상수행은 바로 이 생명의 본체가 되는 '마음'의 차원을 말하는 것으로, 물질과 에너지의 차원과는 직접적인 관련이 없다. 그런데 굳이 마음공부·명상수행을 거론하면서 육체나 생명에너지를 중시하면 이는 결국 현상과 모습에 집착하는 것이 된다. 즉, 마음공부·명상수행을 말하면서 특별한 초능력, 신비주의나 초현실주의, 초자연 현상, 미래 예지력, 건강 장수, 행복과 행운, 천국과 이상향, 만사형통 등의 세속적인 현상을 주장하는 태도가 바로 이런 잘못에서 유래한다.

이런 주장과 주의는 모두 마음공부를 그릇되게 이해한 결과이다. 이런 입장은 자신도 망치지만, 더욱 중요한 것은 마음공부의 후학들을 완전히 망치기 때문에 더욱 큰 문제라고 할 수 있다. 마음공부·명상수행의 초보자는 반드시 경계해야 할 부분이다.

우리 생명의 주인공인 마음은 어떤 형상으로도 표현할 수 없고, 누구나 동일하게 존귀한 가치를 지닌다. 우리 모두는 생명체의 온갖 작용을 주도하는 마음을 본래의 상태로 가지고 운용하며 살아가고 있다. 공자, 노자, 석가모니, 예수 같은 위대한 분들이나 우리 같은 일반인이나 모두 같은 본체의 마음을 갖고 있다는 것이다. 단지 그분들은 중도·중용을 유지하는 반면에, 우리 일반인들은 온갖 모습에 시시각각으로 집착하여 벗어나지 못하는 상태라는 차이가 있다. 이는 오직 우리 스스로의 책임일 뿐이다.

그래서 우리는 뭐라 형용할 수는 없지만 온갖 작용이 나타나는 이 마음이 바로 우리의 육신과 생명에너지를 굴리는 주체적인 역할을 하는 것임을 잘 이해하고 수용해야 한다. 그리고 현실적으로 본체의 마음이 작용하기 위해서는 반드시 육신과 생명에너지를 활용해야 하므로, 우리의 육신과 생명에너지는 바로 본연의 마음과 동일한 의미와 가치를 가지는 것임도 알아야 한다. 이러한 상호작용의 연계성을 충분히 이해하고 수용하면서 마음공부·명상수행을 해 나가야 할 것이다.

마음공부·명상수행의 기본자세

마음공부·명상수행의 과정에 어떤 특정한 수행 자세가 정해져 있는 것은 아니다. 단지 호흡을 고르게 하고 정신을 집중할 수 있는 여건을 갖추는 것이 중요하다. 이것을 위한 것이 바로 조신調身이다. 조신은 신체를 바르게 하는 자세를 말하는데, 핵심은 허리를 곧게 펴는 것이다. 허리를 곧게 펴서 아랫배를 집어넣고 가슴을 펴고, 호흡을 고르게 할 수 있는 자세를 갖추는 것을 말한다.

마음공부에서 신체의 자세는 이런 기본적인 조건을 구비하는 것이지, 특정 자세가 정해져 있는 것은 아니다. 만약 마음공부·명상수행하는 자가 어떤 특정한 자세만을 요구한다면, 이는 그릇된 지도자이며 소승小乘

의 성과를 목표로 하는 것으로 알고 삼가 조심해야 한다.

마음공부·명상수행에서 기본적이며 중요한 것은 마음공부·명상수행의 목적을 명료하게 알고 충분히 자기화하여 실천하는 것이지 신체 자세가 아니다. 여기에서 필요한 것은 마음공부·명상수행에 대한 간단하고 기초적이지만, 너무나 중요하고 힘이 있는 내용에 대한 올바른 이해이다. 바로 우리 인생의 목적은 인생의 의미(삶과 죽음의 의미)를 아는 것이고, 이는 마음공부·명상수행을 통해서 가장 정확하게 알 수 있다는 것이다. 우리의 신체는 항상 변함이 없는 '진짜'가 아닌 늘 변화하는 '가짜'라는 것을 알고서, 신체가 강건할 때 마음공부·명상수행으로 마음의 힘을 기르고, 삶과 죽음에 대비해야 한다.

이는 올바른 안목으로 인생을 리드하는 주인공으로 살아갈 것인지, 아니면 흐릿한 정신으로 물질의 노예가 되어 남은 인생을 살 것인지를 결정짓는 중요한 문제이기도 하다. 결국 마음공부·명상수행의 의미에 대한 이해를 바탕으로 삶이 곧 공부요, 수행이라는 믿음을 가지고 꾸준하게 밀고 나가는 것이 해답이다. 때론 괴롭고 실패하기도 하겠지만 말이다. 너무 따지지 말고, 포기나 후퇴 없이 무조건 밀고 나가는 것이 좋다. 어떤 고정된 형식이나 틀에 얽매이지 말고 말이다.

* 여기서 소승은 온갖 모습에 집착하는 차원을 의미한다. 올바른 마음공부·명상수행은 소승을 추구하지 않는다.

마음공부·명상수행,
사회를 소통하게 한다

기업 경영자에게 꼭 필요한 수행

그동안 산학 공동 연구개발, 산학 협력사업 등을 통하여 기업체 대표나 임원들을 만나면서, 기업가에게는 입체적인 머리가 필요하며 이런 사실을 충분히 소화하고 실천하는 분들이 바로 기업 CEO라는 것을 알게 되었다.

또한 이들은 월급을 받는 입장이 아니라 월급을 만드는 입장이므로, 적극적이고 도전적인 자세로 기업의 운명을 생각하고 고민하며 실행한다. 더불어 기업 대표와 임원은 수많은 스트레스와 함께 지내야 하는 것도 사실이다. 그래서 특히 심장과 두뇌의 혈액순환 문제로 돌연사하기도 하고, 엄청난 짐을 이겨내지 못하여 자살하기도 한다. 자본주의가 지속되는 한 기업은 존재할 것이며, 기업이 유지되는 한 기업체 대표와 임원들의 스트레스는 계속될 것이다.

자연
自然

우리는 보통
산과 들을 자연이라고 하지만
이는 모습 차원의 자연을 말하는 것이며,
마음공부·명상수행에서 자연은
'스스로 그러함'을 말하는 것이다.

직원들과 그 가족에게 행복을 가져다 주는 역할을 해야 하는 기업체 대표와 임원들이 기업 운영의 자신감을 높이고 스트레스를 해소하기 위해서는 마음공부·명상수행이 특히 효과적이다.
　한편, 이들은 성공에 대한 자부심과 그로 인한 아상我相이 강하다. 그래서 강한 만큼 역으로, 자신의 아상을 인지하는 경험을 수시로 한다. 물론 자신의 아상을 전혀 모르고 지내는 참으로 한심한 얼간이 같은 경영자가 있기도 하지만 말이다. 동시에 사업과 관련하여 생겨난 여러 가지 스트레스를 적극적으로 해결하고자 하는 의지와 욕구가 강하다. 그래서 스트레스에 얽매이지 않는 마음공부·명상수행의 이치를 접하게 되면, 실제 도움이 된다는 것을 알기에 어느 정도 수용하는 자세를 가진다.

　먼저 '아상'을 보자. 성공에 대한 자부심과 이로 인한 아상이 우리 인생에서 결코 의미 없는 것은 아니다. 스스로를 고결하고 귀중하게 여기는 것은 행복한 삶을 위하여 필요하고, 역설적이지만 마음공부·명상수행을 위해서도 필요하다. 아상은 마음공부를 촉발하는 하나의 자극 요인이 되기 때문이다. 사실 우리 스스로는 우주에서 가장 존귀한 존재이기 때문에 그 가치를 알고 사는 것은 중요하다.
　문제는 바로 물질, 사건 사고, 대상 등의 모습 차원에 떨어진 자부심과 아상이다. 자신이 회사 간부라고 잘난 체하거나 사장 또는 회장이라고 으스대면서 자신의 행동을 의식하지 못한 상태에서 스스로의 존재감을 강조하다 보면, 물질과 모습의 차원에서 도저히 벗어나지 못한다. 그 동안의 경험에 따르면 배운 자, 성공한 자, 권력 있는 자일수록 아상이 크다. 특히 한국 같은 급격한 개발도상국가 사회일수록 이러한 양상이 더욱 강하다.

그만큼 아상을 이기는 것은 어렵다.

그래서 우리는 참된 인생을 위하여 자신이 사회적으로 성공한 사람이라는 아상을 자기 스스로 극복하도록 노력해야 한다. 이를 위하여 마음공부·명상수행이 절대적으로 필요하다.

사회적으로 성공한 이들이 아상을 극복하고 물질의 집착에서 벗어나는 데 성공한 전통의 하나가 바로 '노블레스 오블리주'이다. 예를 들어 서유럽 귀족이나 부자들은 여러 대에 걸쳐 직위에 맞는 품격 있는 행동을 갖추고 다양한 나눔의 덕을 쌓는 것을 책무로 여긴다. 영국에서 이 품격 있는 전통이 사회적으로 자리잡은 것은 모습에 집착하여 살아가는 물질적인 삶에서 벗어나 모습 없는 마음을 잘 굴리는 마음공부·명상수행의 결과와 통한다. 한국의 성공한 기업가나 부자들도 이러한 전통을 확립할 필요가 있다.

기부와 나눔 그리고 마음공부와 관련하여 생각나는 이야기가 있다. 옛날 중국의 어느 황제가 국가 재정을 엄청나게 투자하여 사원을 건설하고 인재를 양성하며 많은 기부와 적선을 베풀고 난 후 큰 스님에게 그 공덕을 물으니, 큰 스님이 "전혀 없다"고 답변하였다. 이유가 무엇일까? 바로 한 생각[*]을 가지고 기부와 적선을 베풀었기 때문이다.

다음으로 기업 경영자의 스트레스를 살펴보자. 기업 운영에서의 고민

● 여기서의 한 생각을 언급해 본다면, 그 황제는 기부와 적선으로 큰 공덕을 베풀었다는 생각을 가지고 있다는 것이다. 이런 한 생각이 모습에 집착을 일으키는 씨앗이 되어 결과적으로 마음공부의 삶과는 거리가 멀어진다.

은 항상 보다 많은 이익 창출을 위한 경제활동에서 비롯된다. 최소한의 노력으로 최대한의 이익을 보면서 발전하려는 속성을 지닌 자본주의 경제활동의 첨단에서, 이익 창출에 의연해지는 것은 불가능하며 기업의 핵심 목표에도 위배된다. 그러나 마음공부를 통해 가만히 생각해 보면, 노력한 만큼의 정당한 이익에 만족하는 것이 인생의 의미에 맞는 것임을 깨닫게 된다. 열심히 노력하되, 그 결과에 연연하지 않는 자세가 바로 마음공부·명상수행하는 기업가 정신이라고 할 수 있다. 부와 명예도 결국 하나의 진짜가 아닌 가짜의 모습이기 때문이다.

한국의 기업가들은 한국 자본주의의 짧은 역사만큼이나 사회 기여와 봉사라는 전통적인 기업가의 역할에 대한 인식이 부족하여, 이익 추구를 위한 부당한 부정과 비리를 자행하기도 한다. 입체적이고 창의적인 지혜와 용기 있는 품성을 타고난 이들이 부와 명예라는 모습에 지나치게 집착하여 오히려 자신의 인생을 망치는 경우가 허다하다. 기업 경영의 고민과 스트레스 해소는 한발 옆으로 물러서서 가만히 자신을 관조하는 마음공부·명상수행에서 명확한 해답을 구할 수 있다. 제대로 된 마음공부·명상수행을 하면, 자기 자신이 집착하는 문제의 본질이 가만히 들여다보인다. 우리 본연의 마음은 원래 어떤 모습에 집착하는 존재가 아니므로, 마음공부·명상수행을 차분하게 지속적으로 하면 저절로 자신이 집착하고 있는 어떤 측면을 깨닫게 된다. 그래서 마음공부·명상수행은 실행과 실천이 필요하며, 실천에서 오는 경험이 중요하다. 실행 실천의 측면이 강조되는 기업 운영에서는 더더욱 가치가 있다.

그런데 기업체 대표와 임원으로 제대로 성공한 이들은 마음공부·명상수행을 어느 정도 받아들일 수 있는 수준의 욕구와 지혜를 갖추고 있다. 이런 것이 경륜이다. 다양한 기업 경영의 경험에서 우러나오는 경륜이 여기서는 인생공부, 마음공부의 재료가 되는 것이다. 이런 이유로, 재력으로 성공한 기업 대표와 임원들이 나이가 들면서 느끼는 가슴의 공허함도 마음공부·명상수행으로 해결 가능하다. 누구보다 심도있게 마음공부·명상수행을 훈련할 수 있는 조건이 마련되어 있지만, 스스로 그것이 필요한 상황임을 알지 못하고 다른 헛된 일을 하면서 허송세월을 보내는 것을 보면 참으로 안타깝다. 만약 기업 대표와 임원들이 기업 성공의 에너지를 그대로 살려 마음공부·명상수행에 임한다면, 어느 누구보다 이를 제대로 할 수 있을 것이다. 그 풍부한 생명의 에너지로서 말이다.

기업체 대표와 임원들의 마음공부·명상수행을 이야기하니 문득 어느 도인道人*의 시詩가 생각난다. 자본주의 사회에서 기업을 설립하고 운영하는 사람들에게 도움이 될 만한 글귀라고 생각한다.

비록 가업을 승계하더라도, 온당하지 않은 이익을 탐하지 말라. 그리고 비록 사회생활을 하면서 이익을 추구하더라도, 자신의 마음이 바로 이 세상의 주인공임을 놓치지 말라.

● 도인 도인은 신통술이 있거나 산속에 사는 이가 아니라, 마음공부·명상수행하여 모습에 집착하지 않아서 잡념 망상이 없는 이를 말한다.

학업에 도움이 되고 학교 폭력을 예방한다

초중고 청소년들이 학교와 사회에서 왕따와 폭력을 행사하는 문제가 사회적 이슈로 대두되고 있다. 이는 한국 같은 졸부 나라에서 나타나는 출세와 성공을 위한 지나친 성적 지상주의, 부모들의 그릇된 과보호, 기성세대의 잘못된 행위를 따라하는 모방심 등에서 비롯한 사회 현상으로, 어쩌면 근대 한국사회에서 진행된 급속한 경제발전의 당연한 결과라고 생각된다.

주변의 여러 환경이 지나치게 물질적으로 치우친 결과 우리 청소년들은 이미 육체적으로 병들고 정신적으로 비뚤어졌는데, 어떤 일인들 일어나지 않겠는가. 청소년 전문가들은 왕따와 폭력뿐 아니라, 기성세대가 경험하지 못한 다양한 일들이 신체적·정신적으로 그들에게 벌어지고 있다고 말한다.

청소년들이 중풍 환자처럼 신체 반쪽만 차가워진다거나, 갑자기 머리에 열이 나고 통증을 호소하기도 하고, 생리통으로 성질을 부린다거나, 피부 아토피와 비염 증세로 고생하거나, 항상 소화가 안 되어 위가 더부룩하고, 어떤 경우엔 식사 중에나 직후에 바로 대변을 보러 가는 증상이 생기거나, 평소 쾌활한 친구가 돌연 심한 우울증을 보인다거나, 조용한 녀석이 갑자기 폭력을 휘두르는 등의 일들이 나타나는 것이다.

국가·사회·교육적으로 어떤 전환점을 맞이하지 않는 이상, 이런 잘못된 현상들은 더욱 극심해질 것으로 생각된다. 이에 대한 전환의 계기를 마련하는 과정에 마음공부·명상수행이 일조할 수 있다. 아무리 청소년들이 폭력 등의 문제를 야기한다 하여도, 기성세대보다는 고정관념이 적기 때문이다. 생각이나 경락*의 기운 순환도 훨씬 유연하다. 이런 점은 그동안 청소년들과의 소통 경험으로도 알 수 있다. 청소년도 나름의 어려움이 있지만, 그래도 기성세대에 비하여 마음공부·명상수행의 이치를 훨씬 받아들이기 쉽고 정신집중과 몰입으로 기운 순환도 더욱 잘 되기 때문이다.

수년 전 모 중학교에서 한 학기 동안 방과 후 과정으로 기공운동을 교육한 적이 있다. 어린 중학생들이라 처음에는 기공운동의 느린 동작을 수용하기에 어려움이 많아서 연결해 주신 보건선생님이 매번 연락하고 출석 체크하는 수고로움이 있었지만, 중간고사를 지나면서 서서히 받아들이고 또한 나름대로 즐기는 녀석들도 생기기 시작했다. 전체 과정을 종료하면서 참여 학생들은 기공운동에 대해 나름 좋은 인상을 가지게 되었고, 기공운동을 통한 마음공부가 자신들에게 도움이 된다는 것을 알게 되었다.

그 후 필자는 중고등학생의 금연 교실, 생리통 교실, 비만 교육 등의 행사를 통하여 생리통, 흡연, 우울, 비만, 왕따, 학교 폭력 등의 문제에 대하여 마음공부·명상수행이 나름의 큰 의미를 가지게 됨을 경험하였다. 학생들은 다소 어려워하긴 했지만 마음공부·명상수행의 효과를 느껴갔다.

초중고 학생들의 마음공부·명상수행에서 있어 문제는 성인보다 더 바쁜 일정과 여유 없는 시간이다. 하기야 한국사회에서 안 바쁜 사람이 어디 있을까마는, 청소년들은 정말 여유가 없다. 성적 여부에 관계없이 너무 바쁘다. 그래서 대부분 마음공부·명상수행하는 짧은 시간도 아깝다고 여긴다. 그 시간에 성적을 올리는 공부를 하는 게 더 낫다고 여길 정도로 시간에 쫓긴다.

● 경락 인체 생명에너지를 말하는 기氣의 순환 통로를 지칭하는 한의학 용어이다.

그러나 조급해하지 말고 길게 보면 마음공부·명상수행이 공부에도 많은 도움이 된다. 우선 마음에 여유가 생긴다. 마음의 여유는 여러 일에 영향을 끼쳐 생활 전체가 달라지게 한다. 생각도 달리하게 된다. 나름대로 세상과 인생을 읽는 눈이 생기기도 한다.

또한 마음공부·명상수행은 기억의 총명에도 도움이 된다. 한의학의 기운 순환의 이치로 따져 보아도 수승화강水昇火降*이 잘 되므로 두뇌와 심장의 혈액순환이 잘 되고 소화도 잘 되어 뱃속이 편하게 되므로, 신체적으로도 건강해진다. 결과적으로 기억력이 향상되는 것이다. 그래서 필자는 학생들과의 만남에서 "마음공부·명상수행을 하면 성적이 향상됩니다"라고 미끼를 던지곤 한다. 이는 그냥 하는 말이 아니라 많은 과학적 연구에서도 밝혀지고 있는 사실이다.

청소년 문제는 마음공부·명상수행을 통하여 많은 부분 해결 가능하다고 본다. 읽고 이해하고 머리로 암기하는 공부는 사실 크게 보면 한쪽으로 치우친 공부에 불과하다. 동북아시아의 우리 선조들은 마음으로 받아들이는 모습 없는 마음공부·명상수행의 공부를 또 다른 한편의 공부로 인정하였다. 지식을 이해하고 암기하여 활용하는 공부가 한편의 공부라면, 다른 한편으로 모습의 집착에서 벗어나는 그래서 지혜를 높이는 마음공부가 필요하다.

이제 우리도 어느 정도 경제적으로 살 만한 사회가 되었다. 너무 물질

* 수승화강 물과 불(수화水火)은 대표적인 생체에너지이며, 수승화강은 생체에너지의 상하 순환이 제대로 되는 것을 말한다.

적으로만 잘 살려고 하지 말고, 모습 없는 마음공부를 통하여 온전한 인생 공부를 했으면 한다. 학교 교육 차원에서 마음공부·명상수행 과정을 정기적으로 운영하면 여러 가지 학교 문제를 해결하는 데 큰 도움이 될 것이다. 우리 아이들도 한편으로만 치우친 공부를 하지 않아서 더 행복해질 수 있을 것이다. 그런 날이 오기를 기대하는 마음 간절하다.

자살을 방지하고 예방한다

한국은 자살 공화국이라 불릴 정도로 자살률이 매우 높다. 그래서 자살 방지와 예방 연구가 국가적인 사업이 되었다. 유명 연예인의 자살, 정치인의 자살, 대기업 임원의 자살, 고위급 공무원의 자살 등에서부터 경제적으로 실패하여 자살하는 경우와 신체적으로 병들어서 자살하는 경우, 우울병으로 자살하는 일까지 다양한 경우가 있다. 어린 청소년도 있고, 나이 든 고령자도 있다. 최근에는 외로움을 이기지 못하여 자살하거나, 치매 가족을 돌보는 고령자와 얽힌 자살 이야기도 알려지고 있다. 이처럼 자살은 남녀노소, 지역, 사회계급, 직업 등을 가리지 않고 빈번히 일어난다.

왜 사람들은 자살을 선택할까? 자살은 왜 일어나는가? 과연 자살로 삶의 문제에서 벗어나거나 이를 해결할 수 있을까? 답은 간단하다. 자살은 해답이 아니라는 것이다.

마음공부·명상수행의 이치로 보면, 우리의 삶은 또한 우리의 생명은

도
道

도는 길이다.
보통의 길은 우리가 걸어가는 길, 가야 하는 길 등
여러 가지로 받아들이지만,
마음공부·명상수행에서는 '길 없는 길'로서,
마음의 길을 말한다.

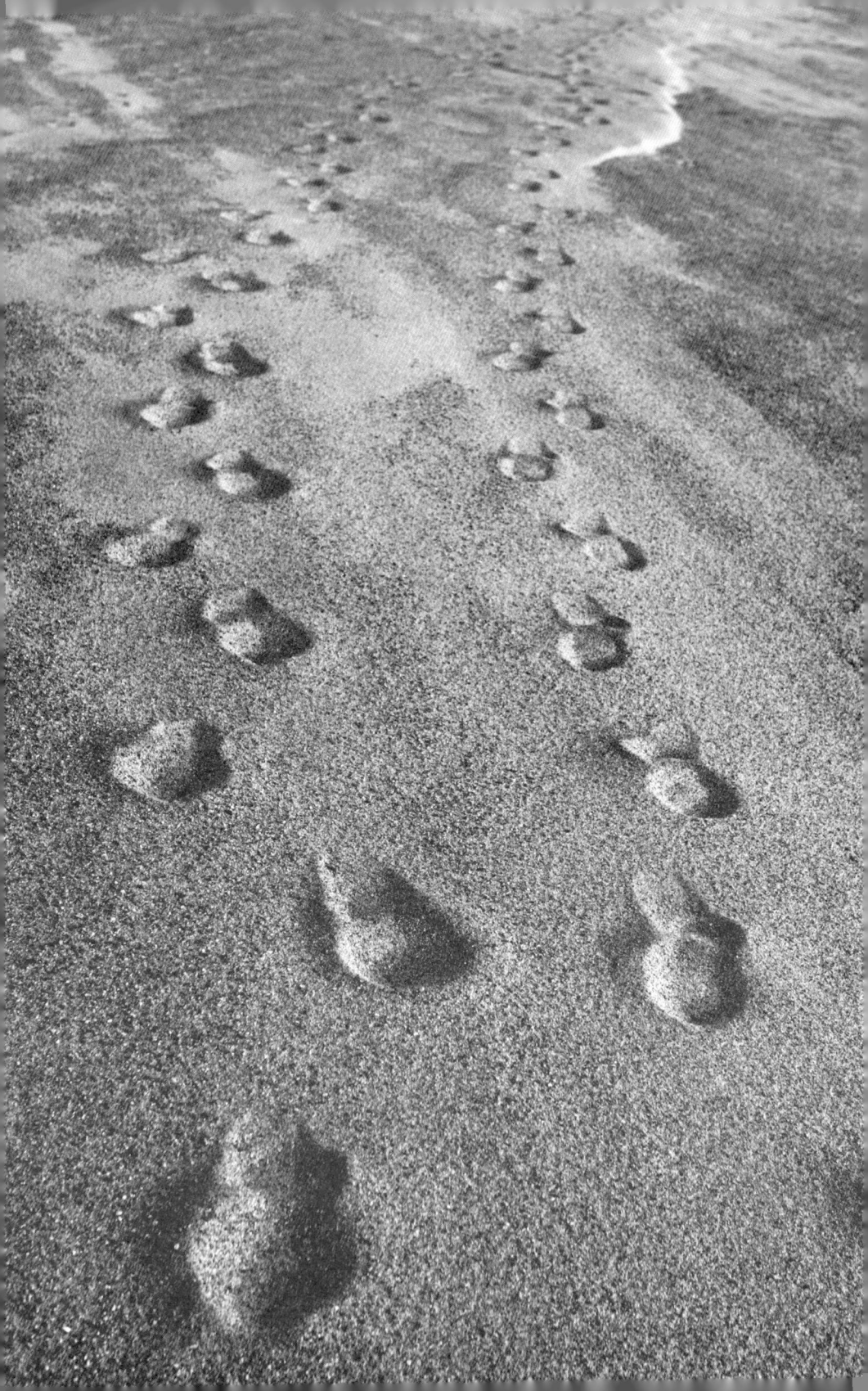

우주 자연의 주인공이자 중심이다. 이 세상의 주인공인 본연의 마음이 어떤 물질과 모습에 떨어져서 집착하여 벗어나지 못하고, 그래서 극단적으로 자살을 선택하게 되는 것이다. 이는 완전히 잘못된 일이며 그 어떤 해결책도 될 수 없다. 더구나 자살을 한다 하더라도 우리의 모습 없는 마음은 여전히 한 생각을 일으키고 괴로워하는 그대로다. 물질, 육체가 전부라고 생각하는 이들은 이 점을 전혀 이해하지 못하겠지만, 죽는다고 우리의 모습 없는 마음이 완전히 소멸하는가 하면 결코 그렇지 않다. 이 점을 명확하게 인식하는 것이 중요하다.

우리의 삶은 육체적인 차원, 생명에너지적인 차원, 마음(정신적인) 차원이 융합하여 전일적인 생명 현상을 나타내는 것이다. 이 생명의 구성 요소 가운데 어느 한 가지라도 빠지면 생명 현상은 나타나지 않는다. 이것이 우리 동북아시아 선조들의 생명관이다.

그런데 현대인들은 서구 물질과학문명의 생명 이론만 추종하다 보니, 생명의 가치와 근본을 망각하고 함부로 대하고 있다. 인간의 정신 사유 활동을 물질의 하위 개념으로 보는 유물론적인 입장에서는 너무나 당연하게 마음을 천대하고, 이런 유물론적 입장이 아니더라도 자본주의 물질 만능 사회에 살다 보니 제대로 된 생명관을 잃어버리게 된 것이다.

본연의 마음을 우주 자연의 주인공으로 보는 생명관은 인위적으로 만든 어떤 주의, 주장, 이론이 아니다. 이는 우리 선조들이 마음공부·명상수행의 체험에서 경험한 사실이고 진실이며 생명의 실상인 것이다. 생명의 실상을 바로 직시하면 이 본연의 모습 없는 마음이 생명에너지와 육체를 구성하는 물질적인 조건을 구비하여, 생명체를 이루고 생명 현상을 나타낸다는 것을 알 수 있다. 이것이 한의학의 생명관이며 동북아시아 전통의 삶이다.

　죽음도 마찬가지이다. 마음, 생명에너지, 육체(물질)가 각각 분리되는 순간이 죽음인 것이다. 그러나 그것은 육체적이고 물질적인 현상으로서의 죽음이고 삶이다. 이것이 한의학의 생사관이며, 동북아시아 전통의 죽음과 삶의 이론이다.

　우리의 모습 없는 본연의 마음은 육체적으로 살아도, 그리고 육체적으로 죽어도 여전히 한 생각을 일으키고 있다. 우리는 이 점을 명료하게 알아야 한다. 우리 본연의 해맑은 마음은 모습에 속하지 않으나, 모습(육체)을 가지고 살아온 그동안의 버릇 때문에 우리의 생명에너지가 흩어지고 육체가 죽어도 여전히 육체적으로 살아있을 때와 똑같이 한 생각을 일으키는 것이다. 육체(물질)가 진짜라고 여기며 살아온 인생에서 비롯한 잘못된 버릇이 사후에도 작동하는 것이다. 그래서 죽음 이후에 다시 육체(물질)를 찾게 되는 것이다. 이런 내용은 올바른 마음공부·명상수행을 제대로 실행 실천하는 사람만이 이해할 수 있다. 육체가 전부라고 여기고 사는 사람은 전혀 알 수 없다.

　우리의 모습 없는 주인공인 본연의 해맑은 마음이 이처럼 불생불사한다는 사실을 받아들이기 어려운 것은 역사적인 사건으로도 설명이 가능하다. 대표적인 것이 바로 이집트 미라 문화이다. 우리 동북아시아처럼 고대 이집트 지역에도 올바른 선지자가 있었을 것이다. 그 어떤 지혜로운 분이 이집트 지역의 후대를 위하여 불생불사하는 해맑은 본연의 마음을 알려 주고 마음공부·명상수행을 지도했을 것이다. 그러나 이집트의 어리석은 사람들은 그 내용을 물질, 육체, 모습으로만 받아들여 육체적인 불생불사를 믿는 미라 문화를 만들게 된 것이다. 이러한 어리석음은 이집트 지역과 고대에만 있는 것이 아니라 지금도 세계 곳곳에서 보이고 있으니, 모습 없는 본연의 마음에 대하여 올바른 견해를 갖는 것이 얼마나 어려운가를 잘 알게 하는 대목이다. 이런 어려움을 깨닫고 부디 이번 생애에서 제대로 된 마음공부 · 명상수행의 인연을 만났으면 한다.

자살을 하게 되도 우리의 마음(가령 영혼이라고 해도 좋다)은 자살을 야기한 원인과 상태를 여전히 느끼고 알고 있다. 즉, 자살하여도 살아있을 때와 똑같은 괴로움과 고민이 있다는 말이다. 그 괴로움과 고민은 없어지지 않는다. 육체의 죽음에도 불구하고 여전히 괴로움과 고민이 있으니, 그 괴로움과 고민은 오히려 더 커진다고 봐야 한다. 이 얼마나 무서운 일인가. 자살로 괴로움과 고민이 없어지는 줄 알았는데, 자살하고 보니 더욱 명료하게 괴로움과 고민이 부각되는 것을.

인생의 괴로움은 누구나 정도의 차이는 있을지언정 우리 모두에게 있다. 우리의 모습 없는 마음이 육체를 가지고 생명에너지를 쓰면서 살아가는 것이 인생인데, 어찌 괴로움과 고민이 없겠는가. 인생의 괴로움, 이는 육체를 지니고 살아가는 우리로서는 어찌할 수 없는 현상이다. 물질, 육체, 모습으로는 결코 없어지지 않는다. 이 괴로움과 고민은 물질, 사건 사고, 육체, 모습 차원에서 일어나는 것이다. 만약 우리가 육체 없이 살아간다면 그 괴로움과 고민은 없어지거나 아주 적어질 것이다. 그러나 우리는 육체를 가지고 살아가야 하는 운명이기 때문에 괴로움과 고민 없이 살아갈 수는 없다.

인생의 괴로움, 고해를 해결하는 진정한 길은 제대로 된 마음공부 · 명상수행이다. 마음공부를 하면 모습 없는 본연의 마음이 육체를 끌고 다니면서 굴리고 있는 이치를 명료하게 깨닫고 인생을 살아가므로, 물질, 육체, 모습으로 인하여 생기는 괴로움은 더 이상 괴로움이 아니라 더불어 함께 해야 하는 공붓거리라고 받아들인다. 그래서 그 어떤 괴로움이라도 우리 본연의 해맑은 마음에 해가 되지 않도록 하기 위해 줄기차게 마음공부를 해야 한다. 생활과 함께 말이다.

마음공부·명상수행의 이치를 알고 생활 속에서 함께 실행 실천하면, 저절로 삶과 죽음의 이치와 생명의 존엄함을 깨닫게 된다. 이를 통해 인생의 괴로움과 고민을 겸허하게 받아들이고 이를 관조하여 괴로움의 발생 원인과 양상 등을 살피게 되면서, 죽음조차도 겸허하게 대하는 입장이 된다. 그러면 자살의 무의미함을 알게 되고 그 괴로움과 고민을 인정함으로써 괴롭고 고민스런 일들을 자연스럽게 해결하려는 의지와 태도를 보이게 된다.

자살, 그것은 절대 어떤 괴로움이나 고민으로부터의 도피나 해결책이 아니다. 오직 내 스스로의 마음공부·명상수행만이 진정한 해결책이다. 자살하려는 용기와 에너지로 마음공부·명상수행을 하면 노자, 공자, 석가모니 등과 함께 노닐게 되는 참으로 평온한 경지에 이를 것이다.

● 괴로움 역설적이지만, 인생의 괴로움은 마음공부를 하는 연유가 된다는 의미에서 마음공부·명상수행에서는 공부 재료라고 한다.

마음공부·명상수행에 관한 오해들

마음공부·명상수행에 대한 너무 많은 오해들이 있다. 대표적인 것들을 열거하자면 하나, 마음공부·명상수행을 하면 복록(福祿)이 온다, 하던 사업이 잘 된다. 둘, 마음공부·명상수행을 하면 건강해진다, 무병장수한다. 셋, 마음공부·명상수행을 하면 신통력이 생긴다. 넷, 마음공부·명상수행하는 이는 화를 내지 않는다. 다섯, 마음공부·명상수행은 조용한 시골 산속에서 한다, 시간 많고 돈 있는 유한계급이 하는 것이다. 여섯, 마음공부·명상수행은 부자 되고 성공하는 일에 방해가 된다. 일곱, 마음공부·명상수행은 돈 좀 벌어 놓고 나이 든 후에 하는 것이다. 여덟, 마음공부·명상수행은 자신이 믿는 종교와 배치되어 하기 어렵다 등등이다. 이런 오해들의 발단은 일단 마음공부·명상수행에 관심 있는 이들이 모습에 떨어진 상태로 마음공부·명상수행을 받아들이기 때문이다. 물질, 사건 사고, 현상 등의 '모습'과 이런 '모습에 대한 생각'에서 벗어나지 못하기 때문에 오해가 바로 일어나는 것이다.

복록이 온다, 하던 사업이 잘 된다

마음공부·명상수행에 대해 가장 많이 하는 오해가, 이를 실행하면 복이 온다고 생각하는 것이 아닐까 한다. 일반적으로 세속화된 종교를 포함하여, 어떤 믿음과 수행적인 실행 실천을 하면 우리는 자신도 모르게 복이 올 것이라고 여기곤 한다. 이때의 복은 바로 물질, 현상, 사건 사고 등의 모습 차원의 복이다. 가령 로또 같은 횡재를 하거나, 생각지도 않던 일이 성사되거나, 구상하는 사업이 저절로 자연스럽게 풀리거나 하는 등등의 복을 바라는 심리이다. 그러나 이는 물질, 모습에 떨어진 입장이다.

이런 물질적인 복록은 그만큼의 정도나 차원을 희망하는 이에게는 적합한 것일 수도 있다. 그러나 마음공부·명상수행에서는 이런 복을 말하지 않는다. 모습 차원의 복은 오히려 마음공부·명상수행을 방해하기도 한다. 그 물질의 복이 마음을 들뜨게 하고 술렁이게 하므로, 물질적인 복을 오히려 경계하는 것이다.

참으로 하는 마음공부·명상수행은 '복이다, 아니다'에 의미와 가치를 두지 않는다. 역설적으로 들리겠지만, 이것이 바로 참된 마음공부·명상수행의 복이다. 그래서 '복이다, 아니다'에 관계없이 항상 복이다. 그래서 마음공부·명상수행을 하면 항상 축복이다.

물질, 모습이 아닌 마음을 알기 위하여 마음공부를 하므로 그런 물질적이고 모습적인 차원에 얽매이지 않는 것이다. 바르게 마음공부·명상수

천지인
天地人

하늘, 땅, 인간은
자연을 구성하는 요소로서,
자연에 상응하여 살아가는 자세를 말한다.

행을 하면 물질 차원의 복은 오든지 가든지 많든 적든 간에 무관사˙이다. 굳이 말하자면 이처럼 물질, 모습에 무관사가 되는 마음 상태가 바로 마음공부·명상수행의 복이다. 동북아시아의 마음공부·명상수행에서 말하는 복은 모습 차원의 복이 아니다. 모습 없는 마음의 복을 말하는 것이다. 그래서 궁극에는 마음의 복이라는 생각조차도 없어지는 차원의 그런 복이다. 이 복이 바로 참된 복록이다.

그렇다고 하여 마음공부·명상수행의 참된 복록을 말하는 것이 사회적인 부, 명예, 권위, 건강 장수 등을 부정하거나 배척한다고 보면 안 된다. 부정과 배척이라는 한편도 아니고, 집착과 욕망이라는 또 다른 한편도 아니라는 말이다. 그냥 마음공부·명상수행 속에서 성실하게 목표를 위하여 열심히 살면서, 그런 인연이 오면 받고, 가면 놓고 한다는 것이다. 모습에 떨어져서 지내는 것이 아니므로 가능한 것이다. 그래서 항상 행복한 것이다.

복록을 원하는 이들이 너무나 많고, 또 반대로 마음공부·명상수행이 복록과는 배치되는 것이라고 오해하는 이가 많아서, 자꾸만 가지를 치는 설명을 하곤 한다. 이를테면 누군가 부자 되기를 원한다면, 부자 되도록 노력하면서 마음공부·명상수행을 하면 좋다. 그 이유는 마음이 항상 평화롭고 여유가 있어서 좋은 아이디어도 잘 생기고, 열정과 에너지가 샘솟고, 실패에 대한 스트레스도 적어지니까 말이다. 그러나 이런 말 역시 구태스러운 것이고, 더욱 중요한 것은 이런 모습의 차원에 얽매이지 않고 편안한 상태에서 열심히 성실하게 살아가게 된다는 것이다. 결과에 만족하

● 무관사 여기서 무관사는 모습에 집착하지 않는다, 떨어지지 않는다는 뜻이다. 사회에서 말하는 관심과 무관심은 모두 물질, 모습과 관련된 사항이지만, 여기서의 무관사는 이런 상대적인 사항을 벗어난 것이다.

면서 말이다. 이 이상의 복록이 어디에 있겠는가!

건강해진다, 무병장수한다

복록만큼이나 오해가 큰 부분이 바로 건강과 무병장수에 관한 것이다. 우리는 건강 장수를 늘 물질, 모습으로만 받아들인다. 그래서 아무리 마음공부·명상수행을 하는 이라도, 육체를 가진 존재로서 어찌 건강과 무병장수를 바라지 않겠는가라고 말한다.

그러나 마음공부·명상수행에서는 이런 물질적인 차원만을 고수하지 않는다. 그래서 역설적으로 더 건강하고, 무병장수하기도 하는 것이다. 육체에 집착하지 않으므로 오히려 건강에 자유롭고 장수할 수도 있는 것이다. 사실 건강하고 장수해도 무관사이고, 건강하지 않고 장수하지 않아도 무관사이다.

육체·물질·모습 차원에 떨어지지 않고 집착하지 않으므로, 건강·허약·무병장수·돌연사 등에 무관사가 되는 것이다. 이는 건강과 무병장수가 의미나 가치가 없다는 것이 아니다. 그런 물질, 모습적인 일은 물질, 모습에 맡겨두고서 우주 자연의 주인공인 마음을 바로 알고, 자유자재로 물질, 육체, 모습을 사용하는 것에 마음을 집중하여 마음공부·명상수행을 하자는 것이다.

마음공부·명상수행은 육체의 어떤 상태와는 관계가 없다. 육체가 건강하다고 해서 마음공부가 더 잘되는 것도 아니고, 마음공부를 한다고 해서 반드시 육체가 건강해지는 것도 아니다. 물론, 마음공부·명상수행을 하면 건강이 회복되기도 한다. 하지만 이는 전혀 신경쓸 것이 아니다. 단지 그런 인연처를 만나서 그런 인연이 벌어진 것뿐이다. 마음공부·명상수행과 육체의 건강 장수는 직접적인 상관이 없는 것이다.

그래서 마음공부·명상수행하는 이는 건강이 오면 건강을 쓰고, 허약이 오면 허약을 쓰는 것이다. 무병장수가 오면 무병장수를 쓰고, 졸사猝死가 오면 졸사를 쓰는 것이다. 건강, 허약, 무병장수, 졸사에 얽매이지 않는다. 이것이 바로 참된 건강이요, 장수이다.

필자도 대학 시절에 공자의 수제자로서 아성亞聖으로까지 칭송받은 안회顏回가 젊은 시절에 죽은 것에 대하여 많은 의문과 회의를 품었던 적이 있었는데, 지금 생각해 보면 저절로 웃음이 나오곤 한다. 도道가 육체와 물질에 있지 않거늘, 물질과 모습에 떨어져 도를 생각하고 공부했던 젊은 시절의 아련한 추억이다.

마음공부·명상수행에서는 우리 인생을 마음공부·명상수행을 하기 위한 과정으로 본다. 그 사람이 마음공부·명상수행을 알든 모르든 간에 말이다. 그래서 우리의 육체는, 인생의 의미와 가치를 알기 위해서 하는 공부에 필요한 존재물(대행기관)이 되는 것이다. 인생의 의미와 가치를 알게 하는 공부가 바로 마음공부·명상수행이다. 따라서 육체는 바로 마음공부·명상수행을 위해서 존재하는 것이 된다. 이런 명확한 사실과 진실은 마음공부·명상수행을 전혀 모르고 살아가는 이에게도 전적으로 적용되는 것이다.

결론적으로 육체의 건강과 무병장수는 인생의 목적이 아니라 하나의 과정과 수단인 것이다. 만약 그냥 건강 장수한다면, 무슨 의미와 가치가 있겠는가. 건강과 장수도 인생의 의미와 가치를 알기 위한 공부를 하기 위해서 필요한 여건이라는 말이다.

신통력이 생긴다

간혹 젊은 친구 중에 초능력이나 신통력 등에 관심이 있어서 마음공부·명상수행을 하려는 이가 있다. 이런 관심이 마음공부·명상수행으로 인도하는 계기로서 좋은 인연이기는 하다. 그러나 초능력, 신통력은 하나의 모습의 차원이다.

필자도 젊은 시절 미래 예측, 축지법, 투시 같은 신통력을 흠모하면서 수련을 했던 적이 있으므로, 초능력이나 신통력에 관심을 두는 이들의 심정을 누구보다 잘 이해한다. 슈퍼맨처럼 공중을 날아다니고, 투시력으로 담석증을 진단하고, 아무 것도 없는 손바닥에서 금은보화를 수북이 만들고, 국가와 지구의 앞날을 예측하는 등의 여러 가지 특이한 능력을 가지고 싶은 마음이야 누구나 한번쯤은 상상해 본 일일 것이다.

그러나 초능력이나 신통력은 하나의 기술로서, 마음공부·명상수행과는 전혀 관계가 없다. 간혹 사람에 따라서는 공부와 수행의 부산물로 나타나는 경우도 있지만 이런 것에 집착하여 의미를 두면 안 된다. 이런 능력이 전혀 의미와 가치가 없는 것은 아니지만, 그것이 목적이 되어서는 안 된다는 말이다. 만약 신통력이 마음공부·명상수행의 목적이 되면, 곧바로 모습의 차원에서 공부하는 어리석음을 범하는 꼴이 되고 만다. 그리고 이런 신통력이 부산물로 생겨도 그것에 얽매이면 오히려 마음공부·명상수행에 방해가 된다. 그래서 참된 공부에서는 이런 신통력, 초능력은 절대로 경계해야 할 대상이 되는 것이다.

가만히 생각해 보자. 우주 자연의 주인공인 우리가 이렇게 지지고 볶고 살아가는 것보다 더한 신통력이 어디 있겠는가. 우리가 우리 마음대로 살아가는 이것이 바로 신통력이 아니겠는가. 그래서 마음공부·명상수행의 스승이 "대승大乘의 범부는 될지언정, 소승小乘의 성과는 탐하지 않아야 한다"라고 말씀하셨다.* 우리가 기왕에 공부를 하려면, 모습에 집착하지 않는 대승의 마음공부·명상수행을 해야 하지 않겠는가 말이다.

화를 내지 않는다

주위 사람들이 마음공부·명상수행을 하면 생각과 감정의 기복이 없어져서 화도 안내고, 좋거나 싫어하는 것도 없어지고, 개그 프로그램을 봐도 즐거워하지 않는 것으로 오해를 한다. 마음공부·명상수행은 진정으로 올바른 사람이 되고자 하는 공부인데, 만약 생각이나 감정이 전혀 일어나지 않으면 무슨 괴물이거나 죽은 나무와 돌이 되는 꼴이 아니겠는가.

이런 석회화된 상태를 목적으로 공부하는 것이 아니다. 진정으로 온갖 모습의 경계에서 자유로워지기 위해 마음공부를 하는 것이다. 화가 나면 화를 내고, 웃음이 나오면 웃고, 생각할 것이 있으면 생각해서 판단하고, 또 이어서 행동하고, 또한 울기도 하고 웃기도 하고, 예쁜 것을 보면 예쁘다고 하고, 더러운 것을 보면 더럽다 하고, 술을 마시면 취하고, 취하면 고함도 치고 하는 것이다.

하고 싶은 대로 하되 그것에 얽매이지 않으며, 또한 생각하고 행동한

* 대승의 범부는 모습에 집착하지 않도록 마음공부하는 이를 말한다. 이런 이는 신통술 같은 소승의 수행 성과를 탐하지 않는다.

것에 대하여 전적으로 자연스럽게 책임을 진다. 이것이 바로 살아있는 마음공부·명상수행이다.

우리가 마음공부·명상수행을 하는 것은 이 세상의 주인공인 자기 자신을 제대로 알고, 자유자재로 살기 위함이다. 돌이나 탁자같이 느낌 없고, 생각 없고, 감정 없는 그런 무기無記 상태의 석회화가 아니다. 단지 화가 나면 화를 내되 거기에 집착하지 않는 것이다. 좋은 것을 보고 좋다고 하되 거기에 떨어지지 않는 것이다. 울고 싶으면 울되 거기에 집착하지 않는 것이다. 웃고 싶다면 웃되 웃음에 집착하지 않는 것이다.

그러나 우리는 울고 웃는 것에 집착해서 울고 웃거나, 화내는 것에 집착해서 화를 내거나, 좋은 것과 싫은 것에 집착해서 좋아하고 꺼려한다. 이 작은 차이가 마음공부·명상수행하는 이와 일반인을 크게 다르게 만든다. 이런 점에서도 마음공부·명상수행은 우리의 생활과 아주 밀접한 관계를 가지고 있으며, 그래서 생활이 행복하려면 우리는 반드시 마음공부·명상수행을 해야만 한다.

마음공부·명상수행의 수행가遂行家*에서는 이를 두고 말한다. 화에 떨어지지 않고서 화를 쓰라 하고, 좋아하고 싫어하는 것에 집착하지 말고 호선오악好善惡惡**을 굴리라고 한다. 울고 웃는 것에 매달리지 말고, 울고 웃는 것을 마음껏 펼치라고 한다.

이러한 말귀는 마음공부·명상수행을 조금이라도 실행 실천해 본 사람이라야 이해가 되기 시작한다. 일반적인 사람은 도대체 무슨 말인지 이

- 수행가 마음공부 명상수행을 실천하는 사람.
- 호선오악 모습에 집착 없이, 사회적으로 선한 것을 따르고 악한 것을 따르지 않는 마음을 운영한다는 뜻이다.

태극
太極

태극은 진리를 말하는 것으로
모습 이전의,
모습을 벗어난 경지를 말한다.

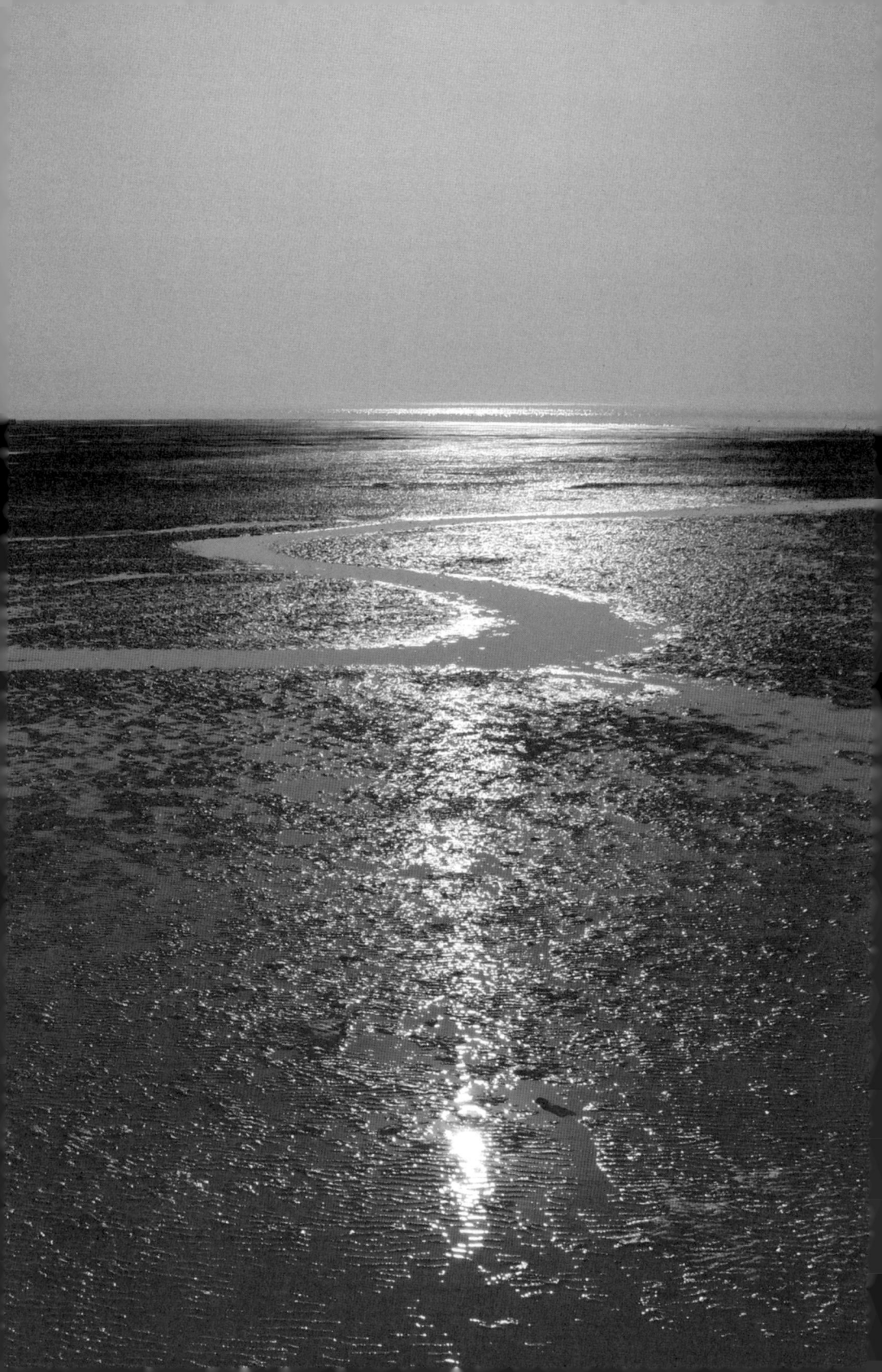

해가 되지 않는 부분이다. 일반인들은 화에 떨어져서 화를 내고, 그래서 자신이 일으킨 화에 얽매여 다시금 더 화를 낸다. 좋아하고 싫어하는 것도 마찬가지이다. 좋아하고 싫어하는 것에 집착해서 그것이 어떤 고정관념을 만들고, 다시금 좋아하고 싫어하는 마음이 더욱 일어나는 것이다. 만사가 그러하다.

일반인은 항상 물질, 사건 사고, 현상 등의 모습으로만 살기 때문에 모습 차원으로 일어나는 현상의 이면을 보지 못하고, 모습의 고정된 형상에 떨어져서 살아가는 형국이다. 마음공부·명상수행을 자신과는 관련이 없는 것으로 여기고 모습으로만 생각하므로 여러 가지 오해를 만들며 사는 것이다.

이런 오해를 없애기 위해 마음공부·명상수행을 경험해 보았으면 한다. 마음공부·명상수행은 모습 없는 마음에 대한 공부이므로, 나타나는 현상만으로는 그 사람을 평가할 수 없다. 현상 이면의 본질을 알아야, 공부하는 이의 핵심을 알 수 있기 때문이다.

조용한 시골이나 산속에서 한다

마음공부·명상수행을 제대로 접해 보지 못한 이들이 흔히 가지는 오해가 바로 이것이다. 조용하고 공기 좋은 곳에서 해야 하고, 시간적이고 경제적인 여유가 있어야 하는 것으로 알고 있다. 참으로 잘못된 인식이다. 왜 이렇게 오해를 하는 것일까?

아마도 태어난 이후로 항상 모습에 집착하여 살아온 연유라고 봐야 할 것이다. 모습에 집착하는 태도의 연장선에서 자기 자신도 모르게, 모습 없는 우리의 마음을 공부하는 마음공부·명상수행조차도 조용해야 한다는 생각을 일으키거나, 시간적 경제적으로 여유로워야 한다는 생각을 하게 되는 것 같다.

그러나 마음공부·명상수행은 조용함과 시끄러움을 따져서 편 가르지 않는다. 조용해도 그만이요 소란해도 그만이라, 어떤 상황에서도 공부할 수 있는 것이다. 조용해서 잘 되고 소란해서 안 된다면 이는 조용함과 소란함에 집착하는 꼴이 되어, 결국 모습의 차원에 떨어지는 것이 된다. 그래서 만약 조용한 곳에서 공부를 했었다면, 소란스런 곳에서도 여전히 공부가 되는지를 점검해야만 한다. 만약 소란스런 곳에서 조용한 곳과는 다르게 마음을 평정하지 못한다면, 다시 더욱 열심히 수행해야만 한다.

그리고 만약 시간적·경제적인 여유가 있어서 하고 여유가 없어 못한다면, 이는 시간과 경제의 모습에 집착해서 옴짝달싹도 못하는 형국이 된다. 결국 마음공부·명상수행과는 거리가 멀어지는 것이다.

조용함과 소란함, 공해 도시와 청정 시골, 여유와 바쁨 등에 얽매이지 말고, 일단 마음공부·명상수행을 실행 실천하여 거기서 다시 힘을 얻어서 더욱 힘차게 정진하는 것이 인생에서 가장 바람직한 일이라고 할 수 있다.

부자 되고 성공하는 일에 방해가 된다

간혹 젊은 청년층에서 가지는 오해가 바로 마음공부·명상수행이 부자 되는 것과 사회적으로 성공하는 일에 방해가 된다는 그릇된 인식이다.

결론을 바로 말하면, 마음공부·명상수행을 실천하면 부자 되고 성공하는 것에 큰 도움이 된다. 마음공부·명상수행을 하게 되면 먼저 자신도 모르게 여유와 배포가 생기므로 도움이 되고, 결국에는 부와 성공에 집착하지 않고 열심히 성실하고 지혜롭게 처신하고 노력하므로 오히려 목적 달성에 도움이 된다.

그리고 제대로 마음공부·명상수행의 맛을 알면 더욱 좋은 일이 생긴다. 그것은 성공하고 부자가 되어도 행복하고, 설사 그렇지 않더라도 행복해지는 것이다. 마음공부·명상수행의 과정을 꾸준하게 거쳐 그 맛을 제대로 알게만 되면 그야말로 축복이고 행복이므로(그런 행복하고 재미난 마음이 저절로 일어나므로 축복이고 행복이라는 것이다), 어떤 일의 결과에 연연하지 않게 된다. 단지 열심히 지혜롭게 일하며 살아가는 것이다.

결과적으로 마음공부·명상수행은 온갖 일에 여러 가지로 도움이 된다. 이 세상에서 진정으로 행복하게 살아가려면 모습에 얽매이지 않는 마음공부·명상수행 외에는 길이 없다고 할 수 있다. 이 간단하지만 엄청난 이야기를 제대로 이해할 수 있으려면 마음공부·명상수행의 길로 접어들어야만 하는 것이다. 이것이 바로 인생에서 가장 축복스러운 일이다.

돈 좀 벌어 놓고, 나이 든 후에 한다

간혹 필자의 친구나 지인들 중에서는 마음공부·명상수행이 참 좋고 필요하기는 한데, 돈 좀 벌어 놓고서 하거나 아니면 나이 들어서 할 일이 없으면 하는 것쯤으로 인식하는 경우가 있다. 과연 그럴까?

돈 좀 벌어서 여유가 있거나 나이 들어서 하려면, 그동안 생활해온 방식이 고정되거나 신체가 강건하지 못해서 마음공부·명상수행에 방해가 된다. 오히려 제대로 입문조차 하지 못하게 된다.

마음공부·명상수행은 앞에서 언급한 것처럼 돈과 관련이 없다. 그래서 돈 벌면서 공부하면 된다. 돈 벌어 놓고 하는 것이 아니다. 자신의 형편이 어려우면 어려운 대로 하면 된다. 그래서 필자는 산업화시대의 '일하며 싸우세'라는 표어에 비견하여, '돈 벌며 수행하세'라고 주장한다.

'돈 벌며 공부하세!' '사회생활하며 수행하세!' 이 얼마나 멋진 일인가 말이다. 사실 신부님, 목사님, 스님, 도사님 같은 전문 성직자들은 신도들의 성금으로 생활하려면 정말 그 성금에 걸맞은 진리의 길을 가야 한다. 만약 제대로 진리의 길을 가지 못하는 경우의 성직자라면, 그 죄가 또한 얼마나 크겠는가. 그런 점에서 역설적으로 자기 자신이 돈 벌어 생활을 해결하고 스스로 공부하는 사회생활 속에서의 마음공부·명상수행은, 진실로 자랑스러운 일이라 할 수 있다.

나이 들면 고정관념이 더 생긴다. 한의학의 오행 이치로도 노년기는 금金의 억제, 수확, 결실, 갱년의 시절과 수水의 저장, 집착으로서 고정관념과 고집이 더 생기는 시절이다. 참되고 유연한 사고를 주장하는 마음공부·명상수행의 내용을 받아들이기가 더욱 어려워진다. 또 신체적으로도 척추, 근육, 머리 등이 허약해져서 강건한 청춘보다는 실행이 어려워진다.

그래서 마음공부·명상수행은 한 살이라도 젊을 때 입문해야 한다. 그래야 제대로 된 공부를 통하여 인생의 의미와 가치를 알게 되고, 죽음에 대해서도 올바른 자세로 대비할 수 있게 되는 것이다.

자신이 믿는 종교와 배치되어 하기 어렵다

마음공부·명상수행을 이야기하면 간혹 자신의 종교와 배치되는 것으로 오해를 하곤 한다. 유불선도 그러하고, 교회나 성당 등도 그러하다. 그러나 마음공부·명상수행은 어떤 종교와도 배치되지 않는다.

진리를 추구하는 마음공부·명상수행은 모습에 떨어지지 않는 것을 훈련하는 것이다. 세속의 종교는 복록, 행복, 축복, 기적 등으로 물질, 모습에 의지하여 믿음과 안식을 구한다. 그래서 마음공부·명상수행과는 그 시작과 범주가 이미 다르다.

따라서 종교를 탓하지 말고, 마음공부·명상수행의 기본 이치를 알고 그 이치를 기본으로 하여 사회생활과 함께 하는 마음공부·명상수행을 꾸준하게 그리고 면밀히 실행 실천해 보자. 비록 실수하고 실패하더라도 좌절하지 않고 말이다. 만약 마음공부·명상수행을 제대로 실행 실천한다면 오히려 자신이 믿는 종교의 신심信心에 더욱 도움이 될 것이다. 그 종교에 대한 믿음이 제대로 된 믿음이라면 말이다.

마음공부·명상수행은 기복祈福, 축재蓄財, 장수, 신통력과 같은 세속의 모습적인 차원과는 무관한 것이며, 공부하는 사람의 나이, 종교, 경제력, 환경과도 무관한 것으로서, 오로지 생명 운용의 주체인 자신의 마음을 수양하여 진정으로 행복하고 자유로운 삶을 살고자 하는 것이다.

한편으로는, 마음공부·명상수행을 지도하는 사람들의 잘못과 욕심이 이런 오해들에 한몫하는 것도 사실이다. 지도자들이 스스로 온갖 모습에 떨어진 상태로 마음공부·명상수행을 단편적으로 또는 그릇되게 설명하는 잘못을 저지르고 있거나, 아니면 어떤 욕심으로 인하여 모습에 떨어진 목적을 가지고 마음공부·명상수행에 관심있는 일반인들을 오도하는 경우도 있기 때문이다. 마음공부·명상수행에 관심있는 이라면 반드시 이런 잘못된 차원을 마땅히 경계해야 할 것이다.

東醫寶鑑 제2부

일상에서 실천하는 마음공부 · 명상수행

고대에서 중세에 걸쳐 형성된 동북아시아 지역의 마음공부·명상수행의 공부 이치는 간단하게 '궁리窮理'와 '진성盡性'으로 설명할 수 있다. 이는 고대와 중세 동북아시아 유불선 문화의 공부 방법이기도 하다.

'궁리'는 이치를 궁구하는 공부법으로, 시시비비를 가리고 분석하여 옳은 이치를 추구하는 공부이다. '진성'은 자신의 마음 즉 성품을 알아보는 공부로서, 세상의 주인공인 자기 자신의 성품자리를 깨달아 가는 공부이다. 이 두 가지는 불가분의 음양 관계라고 볼 수 있다.

궁리는 양의 공부법으로, 알고 분석하고 지식을 늘려 가는 공부법이다. 진성은 음의 공부법으로, 지식으로 아는 것을 놓고 놓아서 버리는 공부법이다. 선조들은 이 두 가지 공부법의 병행을 원칙으로 삼았다. 그러나 현대의 공부는 지식을 늘리는 '궁리'의 공부법만 강조하는 문제점이 있다. '진성'하는 공부법은 등한시하고 있는 것이다. 하지만 마음공부·명상수행은 지식을 버리는, 그래서 놓아 버리는 진성의 방법과 통한다.

고대와 중세 동북아시아의 우리 선조들은 이 두 가지 공부를 함께 실행했는데, 가만히 생각해 보면 유불선 문화가 모두 같은 주장을 펴고 있음을 알 수 있다. 하루 중 가만히 스스로 생각하는 공부와 경전을 통한 지식 습득의 공부 시간을 갖기를 주장한 유가, 수행에서 선종과 교종을 병행하는 선교쌍수禪敎雙修를 요구하는 불가, 자연과 자기 내면의 이치를 관찰하고 수련할 것을 주장한 도가, 이들 모두가 궁리와 진성의 공부 자세를 함께 추구했다.

그래서 생활과 함께하는 행복한 마음공부·명상수행이란 결국 과학 물질문명의 발달로 현대인들이 '이치를 따지는 궁리'보다 상대적으로 등한시하는 '자신의 성품을 되돌아보는 진성'의 공부 방법을 실행 실천하는 것을 말한다.

제2부에서는 그동안 필자 나름의 경험과 공부를 바탕으로 고대와 중세 동북아시아의 마음공부·명상수행 방법 가운데 의미가 크다고 생각하는 몇 가지 실행 실천 방법을 소개하고자 한다. 이 방법들은 새로운 것이 아니라 우리 선조들이 생활과 더불어 꾸준히 실행 실천했던 내용과 방법이다. 이 가운데 만약 자신의 마음에 와 닿는 것이 있다면, 열렬하게 지속적으로 생활 속에서 평생 꾸준하게 실행 실천했으면 한다.

간혹 마음공부·명상수행 방법을 머리로만 이해하거나 알고 있는 사람들이 많다. 건강 양생에 관한 내용도 마찬가지이지만, 마음공부·명상수행 공부를 머리로만 이해하고 인식하는 것은 전혀 도움이 되지 않는다. 오히려 또 다른 하나의 고정관념을 만들어 불편하게 한다. 그래서 반드시 실행 실천이 수반되어야 한다. 건강과 의학 지식이 풍부하다고 무병 건강하고 장수한다면, 의학박사나 약학박사가 오래 살아야 할 것이다. 건강 양생의 지식 정보가 실행 실천이 중요한 것처럼, 마음공부·명상수행의 공부는 더더욱 실행 실천이 중요하다.

태허도
太虛圖

태허도는 일원상—圓相이기도 하다.
태허나 일원은 모두 마음이 텅 빈 허공과 같은 것을 나타낸다.
텅 빈 허공의 마음을 알고 허허롭게 살아가는 것이
마음공부·명상수행의 목적이기도 하다.
특히 태허는 마음자리의 허공성을 강조하는 말이다.

자세와 호흡만 바로 해도
병을 고친다
― 의식과 호흡, 기운 순환 일치시키기

먼저 척추를 올바르게 곧추세우고, 호흡을 고르게 하고, 마음을 가라앉히는 순서로 마음공부·명상수행의 기본 상태가 되도록 한다. 이 방법은 들숨과 날숨의 호흡을 기준으로 삼는 동시에 기운 순환에 의식을 집중하여, 마음을 차분하게 가라앉히고 신체적으로 건강을 도모하는 방법이다.•

이 방법은 쉽고 간단하다. 코로 들이마신 기운이 천천히 인체를 순환하는 것을 의식적으로 생각한다. 먼저 들숨을 쉬면 기운 순환의 과정은 코에서 백회百會••를 지나 경추 1, 2번을 지나고, 이어서 흉추 3, 4번을 지나 꼬리뼈로 내려간다.••• 그 다음 아랫배의 단전 부위에 기운을 잠시 머물

• 호흡 마음공부·명상수행에서 호흡이 중요하다. 호흡의 이치와 내용은 제3부에서 다루기로 한다.
•• 백회 머리에서 제일 높은 정중앙 부위.
••• 삼관 경추 1, 2번과 흉추 4, 5번과 꼬리뼈, 이것이 세 가지 관문, 즉 삼관이다.

게 한다. 이 들숨 때에 배를 살짝 부풀리면서 하복부에 있는 단전에 의식과 에너지를 집중하는 것이다. 이는 척추를 흐르는 경락인 독맥督脈의 기운 순환이다. 곧이어 날숨으로 아랫배의 단전으로부터 배꼽을 지나 코로 올라온 기운을 내뱉는다. 이는 복부 정중앙을 지나는 임맥任脈의 기운 순환이다. 이 날숨 때에 부풀려진 하복부 단전이 들어가게 한다.

이러한 들숨과 날숨의 호흡에 맞추어 의식으로서 기운을 순환시키고, 이때 아랫배가 나왔다 들어갔다 하는 것을 반복한다. 호흡에 맞추어 천천히 고요하게 반복하는데, 자신의 들숨, 날숨 정도에 맞추어 기운 순환의 속도를 의식적으로 조절한다. 억지로 길게 또는 늦춰서 하면 안 된다. 자신의 호흡에 의식, 기운 순환이 일치하도록 차분한 상태에서 자연스럽게 실행한다.

이 방법은 《동의보감》에서 주장하는 "등에 있는 배부삼관背部三關"을 인지하면서 기운을 돌리는 것을 의식적으로 실행하여 호흡을 고요히 하는 것"이 핵심이다. 호흡, 기운의 순환, 의식을 함께 따라 흐르게 하는 것이다. 이렇게 함으로써 몸, 호흡, 마음(의식)이 하나가 되도록 한다. 결국 반복되는 고요한 호흡과 의식의 집중을 함께 도모함으로써, 인체 기운을 순환하여 청정하며 고요하고 편안한 마음 상태로 몰입하는 마음공부·명상 수행 방법이다.

이 방법은 생활에서 실행하기도 쉽다. 준비 자세는 방석에 앉든 의자에

- 독맥과 임맥 독맥은 척추를 지나는 경락으로 양의 에너지를 주관하고, 임맥은 복부 정중앙을 지나고 음의 에너지를 주관한다. 단전은 배꼽 아래 3촌(5cm)의 관원關元 혈 부위로서 인체 에너지의 원천이다.
- 배부삼관 삼관과 동일하다.

앉든 서서 하든지 간에, 허리와 가슴을 펴고 어깨의 힘을 빼고 비만한 아랫배를 잡아넣고서 눈은 정면을 보도록 한다. 손은 무릎에 두고 첫째와 셋째 손가락을 맞대는 수인手印을 하고, 혀는 입천장에 댄다.

손동작인 수인은 어떤 모양을 취하고자 하는 것이 아니라 정신집중과 몰입을 돕는 목적이다. 만약 정신집중이 안 되고 정신이 산란해지면 자신도 모르게 맞댄 손가락이 스르르 풀려 버리게 된다. '아차!' 하고 다시금 수인을 취해 정신을 집중하면 된다.

혀를 입천장에 대고 하는 것은 이론적으로는 임맥과 독맥의 기운 순환을 연결하는 것으로 보면 되고, 실천에서는 손과 마찬가지로 정신집중을 도와주는 보조적인 수단으로 여기면 된다. 고도의 정신집중과 몰입으로 배부삼관의 기운을 돌리게 되면 침샘에서 침이 잘 분비되고, 그래서 입안에 가득 고이면 이를 세 번으로 나누어 삼킨다. 한의학에서는 입안에 침이 고이는 현상을 호흡에 따른 의식 집중과 기운 순환이 잘 일치함을 나타내는 신체적 반응으로 본다. 그래서 초보자는 입안에 침이 고이는 현상을 기준으로 삼아 자신의 마음공부·명상수행의 정도를 평가해도 좋다.

이 방법을 틈틈이 실행하면 생활에서 생겨나는 각종 스트레스를 해소할 수 있으며, 편안한 마음으로 행복감을 느끼면서 지낼 수 있다. 직장에서 휴식 시간에, 아니면 점심 후에 5~10분 정도라도 실행하면 하루가 즐겁고 편안할 것이다. 그리고 오후 3~5시 사이에 좋은 시간을 정하여, 좋아하는 차를 마시면서 잠시 실행하는 것도 좋다. 오후 3~5시는 신체적으로도 피곤해지는 시간대이므로, 휴식과 더불어 하는 잠시의 마음공부·명상수행이 큰 도움이 될 것이다.

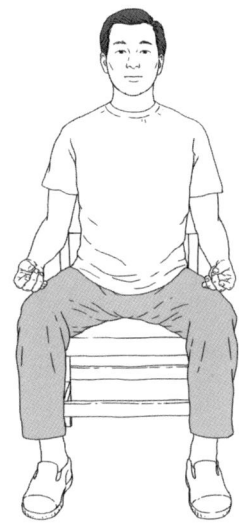

의자에 앉아서 하는 마음공부의 기본자세

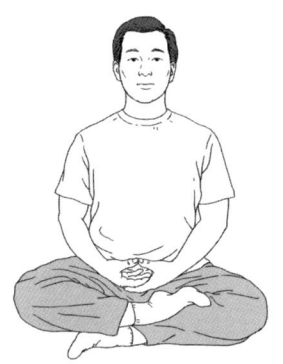
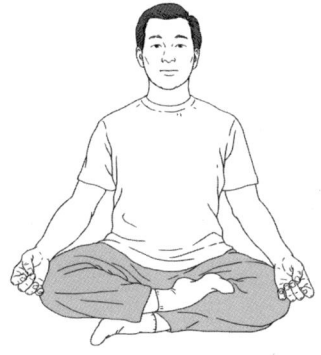

바닥에 앉아서 하는 마음공부의 기본자세

제2부 일상에서 실천하는 마음공부·명상수행 | 117

모쪼록 자신에게 맞는 좋은 장소를 선택하여 하루의 일정한 시간을 정해 두고서 아침, 오전, 점심, 오후, 저녁, 밤중으로 어느 시간이든 실행해 보기를 바란다. 시간에 구애받을 필요 없이, 우리의 모습 없는 주인공(마음)이 편안하게 호흡, 의식, 기운 순환을 일치하게 되는 시간을 가져 보자.

편안히 숨 쉬면서
호흡의 수 헤아리기
– 수식결數息訣

앞에서 소개했듯 호흡에 맞추어 의식으로 삼관을 돌리는 방법이 호흡과 의식을 중심으로 기운을 임독맥으로 돌리면서 마음공부·명상수행하는 방법이라면, 수식결은 이와 동일하게 하되 호흡의 수를 헤아리면서 마음을 가라앉히는 방법이다. 앞에서 말한 배부삼관으로 기운을 돌리는 방법이 복잡하다면, 그냥 들숨과 날숨을 고요하게 하면서 호흡에 집중하여 그 수를 헤아리는 것도 좋다. 임독맥을 돌리는 것을 인식하지 않고, 그냥 호흡을 편안히 하면서 호흡의 수를 헤아려도 되는 것이다. 들숨하고 날숨하면서 수를 헤아리고, 다시 들숨하고 날숨하면서 수를 헤아린다.

   방법이 무엇이든 목적은 '정신의 집중과 몰입'으로 마음을 차분히 가라앉히는 것이다. 단지 방편에 차이가 있는 것이다. 초보자는 그냥 호흡하면서 호흡의 수를 헤아리는 것이 손쉽게 마음공부·명상수행에 다가가는 길일 수도 있다.

구체적인 방법을 알아보자. 호흡의 수를 1에서 시작하여 하나씩 헤아려 간다. 목표로 하는 100을, 또는 1,000을, 또는 1만을 헤아리면 된다. 만약 도중에 호흡 횟수가 생각나지 않으면 이는 어떤 잡념이 생겨나서 정신집중 상태를 놓친 것으로 알고 다시 1에서 시작한다. 목표로 하는 수를 달성하는 것이 일차적인 목표이다. 일차 목표를 달성하면, 다시금 또 시작한다. 300번도 좋고, 500번도 좋다. 3,000번, 5,000번도 좋다. 또한 3만번도 좋고, 5만번도 좋다. 시간을 내서 충분히 실행한다. 그 호흡과 횟수를 헤아리는 속도는 자신에게 맞도록 하면 된다. 다른 사람과 의논하여 정하는 것이 아니다. 자기 자신이 우주의 주인공이기 때문에, 자신에게 맞추면 되는 것이다.

호흡의 수를 헤아리는 것은 '정신집중과 몰입의 상태'를 확인하는 데 상당한 위력이 있다. 마음공부·명상수행의 과정에서 수시로 집중의 순간을 점검하기 때문이다. 잠시라도 헛된 생각은 허용되지 않는다.

이 방법을 좀 더 넓게 활용하여 호흡에 맞춰 암송 수행을 하면, 막연히 잡념으로 그냥 시간을 보내는 사람에게 매우 효율적이다. 호흡 수행을 하면서 동시에 어떤 구절을 암송하는 것은 잡된 생각이 자주 일어나는 사람에게 아주 좋은 방법이라는 것이다. 마음공부·명상수행의 기본이 바로 마음을 차분히 가라앉히는 것이라는 점을 감안하면 더욱 중요하다.

수식결 응용법으로, 자신이 좋아하는 단어나 문장을 반복 암송하면서 그 암송하는 수를 헤아리는 것도 좋은 방법이 된다. 그러면 잡념이 생길 틈이 없어져 정신이 집중되고 마음이 차분히 가라앉는다.

가령 불교인이라면 "관세음보살 하나" "관세음보살 둘" 하는 식으로 진행하는 것이다. 그냥 "관세음보살" 하면서 속으로는 딴 생각을 일으키는 것보다는 훨씬 더 마음공부·명상수행이 된다. 다른 종교를 가진 경우도 마찬가지로 적용할 수 있다.

이 방법은 생활 속의 스트레스, 갈등, 고민, 번뇌를 없애는 효력이 아주 뛰어나다. 또한 임상에서 환자들의 치유에도 도움이 되는 방법이다. 막연히 어떤 고민이나 번뇌, 갈등에서 벗어나려고 노력하면 오히려 그 문제에 더 빠지기 쉽다. 이런 현상은 심리학이나 심리치료에서도 인정하고 있다.

사랑스런 자식을 잃은 여성이 있다고 하자. 그녀에게 생긴 고통과 번뇌는 어떤 약으로도 치유가 어렵다. 죽은 자식이 살아서 돌아오는 것 외에 진정한 해결 방법은 없다. 이 경우 마음공부·명상수행의 수식결 활용이 유용하다. 이 여성이 혹시 절에 다닌다면 평소 불자로서 존경하는 관세음보살의 명호(이름)를 암송하면서 그 수를 헤아리도록 하는 것이다. 암송과 횟수 헤아리기에 정신을 집중하면, 자식 생각할 틈이 없게 된다. 이렇게 차츰 시간이 지나가면 그 고통이 점차 줄어들고 사그라진다.

원래 마음공부·명상수행의 가장 바람직한 형태는 공부의 목적이 모습, 물질, 사건, 대상 등의 온갖 경계에 떨어지지 않고, 우리의 주인공인 청정한 자성자리(마음)를 터득하는 것임을 명확히 알고 실행하는 것이다. 그러나 생활에서 생겨나는 어려움이나 괴로움을 계기로 마음공부·명상수행에 접어드는 것 또한 좋은 인연이다.

차분하게 한곳을
응시하기

-일점응시법一點凝視法

마음공부·명상수행의 기본자세로, 눈앞의 어떤 한 점을 지그시 응시하면서 정신을 집중하는 방법이다. 조용한 장소와 시간을 정해서 차분히 자세를 잡는다. 가장 중요한 요령은 척추를 바로 세우는 것이다. 아랫배를 잡아넣고, 허리를 펴고, 가슴을 펴되, 어깨의 힘을 뺀다. 이런 기본 신체 자세에서 눈에 에너지를 집중하여, 어느 한 점을 노려보면서 정신을 집중하는 것이다.

전통적인 좌식의 마음공부·명상수행 자세도 이와 비슷한데, 눈을 반개반폐半開半閉하고 초점은 자연스럽게 콧등을 지나 바닥의 어느 한 점에 도달하도록 한다. 이 점을 응시하면서 정신을 집중하는 것이다. 또는 눈을 크게 뜨고 벽의 어느 한 점을 응시하면서 정신을 집중하는 방법도 있다. 자신의 취향과 형편에 맞도록 하면 된다.

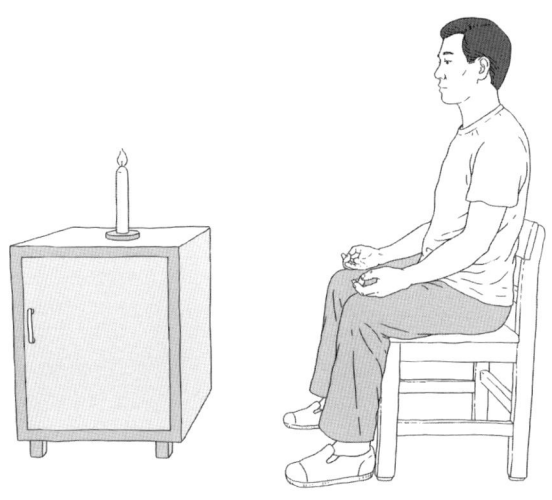

일점응시 : 촛불을 응시하는 경우이다.

　예로부터 마음공부하는 이들은 큰일을 앞두거나 어떤 결단을 내려야 할 경우, 어느 한 점을 응시하면서 정신을 집중 몰입하여 번뜩이는 해결방안을 마련하곤 하였다. 이런 결단을 위한 일점응시법은 주로 고요한 밤중에 혹은 이른 새벽에 실행하였다. 마주보는 벽면이나 방바닥의 어느 한 부분, 물건의 특정 부분, 흰 종이에 그린 점 또는 원, 타오르는 촛불, 함께 수행하는 앞 도반의 신체 어느 부분 등을 응시하기도 한다. 중요한 것은 한 점을 도구 삼아서 정신을 집중 몰입하는 것이다.

　실제로 밤이나 새벽에 실행하는 경우에는 반드시 눈을 크게 뜨고 해야 한다. 불을 끈 어두운 상태에서는 삼간다. 어두우면 잡념 망상과 졸음(수마)에 떨어지기 쉽다. 그동안 생활 속에서 수없이 일으킨 잡념이, 그리고 태어나서 지금까지 늘 잠을 자 왔던 버릇 때문에 어둡게 하면 곧바로 잡생

음양도

陰陽圖

음양이 모습을 비교하여 상대적인
상태를 말한다는 것을 강조한 그림이다.
또 한 무극과 태극이 다르지 않다는 것도
표시하고 있다.

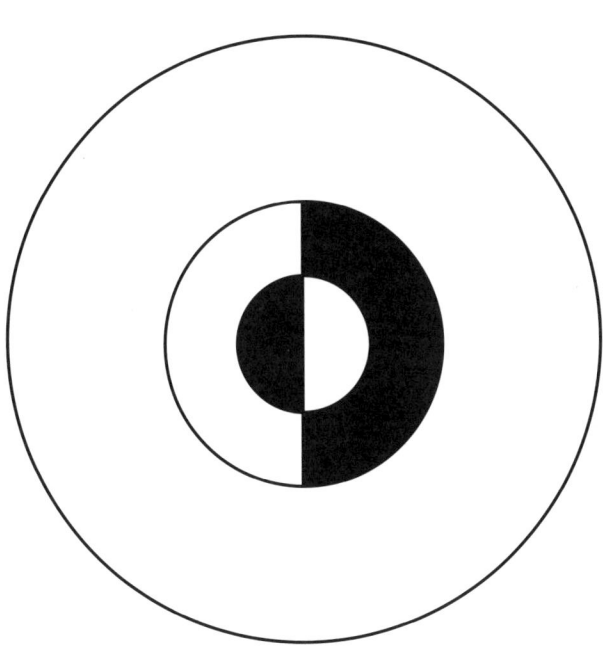

각에 떨어지거나 졸게 된다. 잡념 망상과 수마가 마음공부·명상수행 최고의 방해꾼이다. 이들을 쫓기 위해서 마음공부·명상수행은 반드시 밝은 곳에서 눈을 크게 뜨고 해야 한다.

일점을 응시하는 마음공부·명상수행은 사회생활 중 어느 곳에서나 간단하게 바로 실행 실천할 수 있는 방법이다. 복잡한 내용도 없고 도구나 장치도 필요 없다. 단지 마음만 준비하고 실행하면 된다. 생사를 가르는 결투와 같은 고뇌에 찬 결단을 위한 것이 아니라면 일점응시법은 사회생활의 스트레스를 날려 버리고, 머리를 맑게 하고, 어떤 일에 대하여 명료하게 정리정돈하여 분명한 태도를 가지게 하고, 다른 한편으로는 우리의 의지를 굳게 하는 방법이기도 하다.

가만히 서서
척추 바로 세우기

– 참장공站樁功

다음으로는 기공운동의 참장공에서 유래한 마음공부·명상수행법이다. 조신調身, 조식調息, 조심調心˙의 상태로 가만히 서서 마음공부·명상수행을 하는 것이다. 기공운동의 참장공은 몸, 호흡, 마음을 일치시켜 가만히 고요하게 호흡을 하면서 의식을 집중하는 정공靜功˙˙이다.

흔히들 태극권을 '움직이는 선禪'이라고 하는 것은 동작, 호흡, 마음의 일치를 통해 마음공부·명상수행을 실천하는 기공운동이기 때문이다. 태극권은 중국에서 무술로 시작되어 웰빙·건강 장수를 위한 기공운동으로 전 세계에서 확실하게 자리를 잡았으며, 이제 한국에서는 마음공부·명상

● 조신, 조식, 조심 조신은 허리를 곧게 펴서 몸을 조절하는 것이고, 조식은 호흡을 가늘고 고르게 조절하는 것이고, 조심은 몸과 호흡의 조절에 이어서 마음을 평정하는 것을 말한다. 몸, 호흡, 마음의 일치를 기공운동에서는 중요하게 여긴다.
● 정공 앉거나 서서 하는 기공운동.

수행 방법으로의 변천을 꾀하고 있을 정도이다. 그만큼 몸, 마음, 호흡을 합일하기에 좋은 운동이라고 할 수 있다.

가만히 서서 하는 마음공부·명상수행 방법인 참장공 기공운동도 태극권의 방법과 비슷하다. 좌선 등과 같은 좌식의 방법과는 신체 자세가 다를 뿐이다. 다리를 어깨 넓이만큼 벌려 기공운동의 자세를 취하는 것이 참장공의 기본자세이다. 척추의 기운을 원활하게 소통하도록 자세를 잡아서 자연스럽게 마음공부·명상수행을 하는 것이다.

먼저 양다리를 어깨 넓이만큼 벌리고 무릎을 굽히되, 무릎은 발보다 약간 앞으로 나오면서 벌어지도록 한다. 두 발은 일자로 나란하게 한다. 이때 팔자로 벌어지지 않도록 한다. 그리고 발바닥에 전신의 무게가 고루 퍼지게 한다.

꼬리뼈는 앞으로 말아서 골반의 자세를 바르게 하고, 앞으로 나온 아랫배를 넣는다. 양팔은 큰 공을 품은 것처럼 가슴 앞에 둥근 원 형태로 벌리면서, 양손바닥의 중앙 노궁혈勞宮穴이 가슴을 향하도록 하고, 가슴을 벌리고 가슴의 기운을 떨어지게 하면서 등쪽의 흉추가 퍼지도록 자세를 잡아준다.

목은 위로 당겨서 약간 숙이는 형태를 취한다. 결과적으로 턱을 약간 당기는 것으로, 머리 정수리의 백회와 회음˙이 일직선이 되도록 척추의 자세를 잡아준다.

다시 한 번 척추의 상중하에 있는 경추 1, 2번, 흉추 4, 5번, 골반 꼬리

● 백회와 회음 백회는 머리 정수리이며 회음은 항문과 생식기 사이의 부드러운 부위를 말한다.

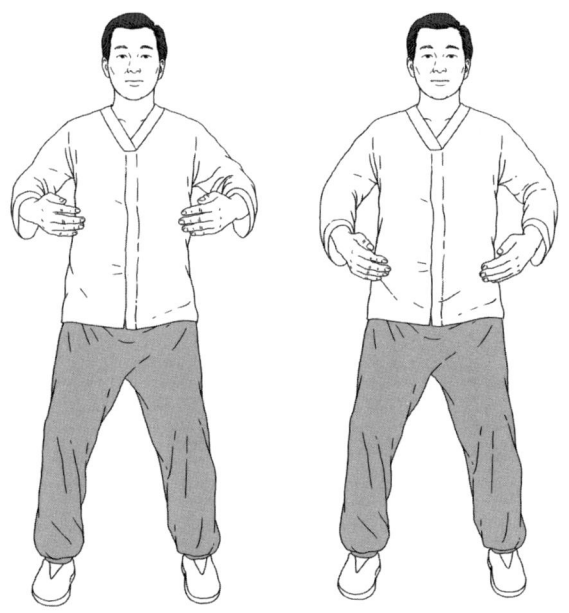

참장공의 기본자세 : 손의 위치를 각각 가슴과 배꼽 높이에 둔 것이 다르다.

뼈가 곧추세워졌는가를 점검한다. 이어서 양팔, 무릎, 양다리, 발바닥의 자세를 다시 점검한다. 신체 부위별 점검 후에는 참장공 자세를 유지하여 10~30분 정도 수행한다. 1일 2~3회 정도로 한다.

참장공에는 기본형과 응용형이 있다. 기본형은 앞에서 설명한 것과 같다. 좀 더 추가 설명하면, 양팔은 큰 공을 가진 것처럼 가슴 앞에 두되, 손바닥은 가슴을 향하는 자세가 기본이다. 세부적으로 보면, 기본 방식은 마보자세馬步姿勢로서 앞을 향하여 자신의 어깨 넓이보다 조금만 더 두 다리

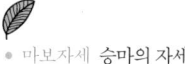
• 마보자세 승마의 자세.

를 벌려 양발을 앞으로 나란히 한 채 일자로 하고, 무릎은 자신이 견딜 수 있을 정도로 굽혀서 몸통을 약간 아래로 내리도록 하여 가만히 선다. 이때 척추는 곧추세우도록 하며, 어깨는 힘을 빼고 혀는 입천장에 대고 몸의 중심을 하단전에 두고서 호흡과 의식을 집중한다.

이어서 두 팔을 천천히 벌리면서 올려 가슴 앞에 모으며, 두 손바닥이 가슴을 향하도록 하여 마치 큰 원을 그리는 듯이 한다. 이때 두 손의 간격은 양 젖가슴 간격 정도로 한다. 이렇게 몸 자세를 갖추면, 숨을 고르게 쉬면서 정신을 호흡 하나에 집중한다. 편안하게 자신의 숨 길이에 맞도록 숨을 쉰다. 여기서 두 손은 가슴 앞의 높이에 두는 경우도 있고, 배꼽 높이에 두는 경우도 있고, 하단전을 향하는 높이에 두는 경우도 있다. 어느 경우이건 좋다.

단지 초보자는 가슴 높이에 두되, 손바닥 방향은 배꼽을 향하도록 한다. 2, 3분도 좋고 5분도 좋다. 제대로 느껴보려면 30분 정도로 체험하면 더욱 좋다. 자세를 잘 갖추면 그렇게 힘이 들지 않고 기분 좋게 금방 시간이 지나간다. 참장공 중간에 몇 가지 신체적인 반응이 일어나더라도 개의치 말고 복식호흡을 하며 정신을 집중하는 것이 중요하다.

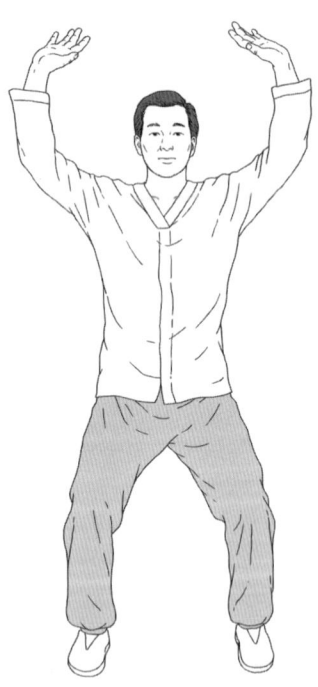

참장공의 응용 : 양손이 하늘을 향한다.

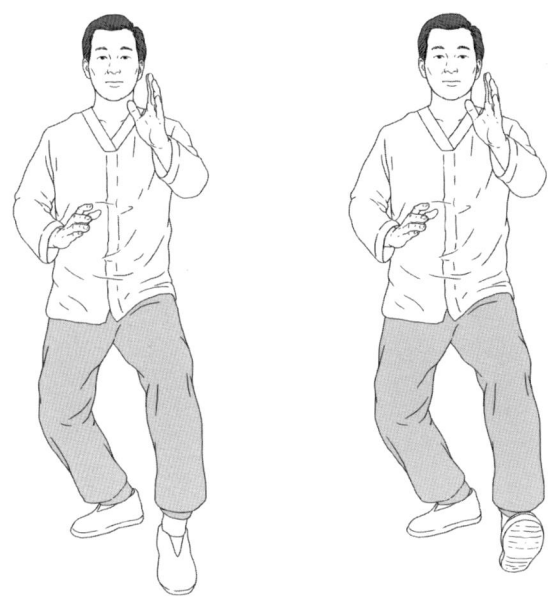

참장공의 응용 : 허보자세. 몸의 중심을 각각 앞발과 뒷발에 두었다.

그 외 응용형으로 팔과 다리를 이용한 다양한 자세가 있다. 양팔을 위로 치켜들고 손바닥을 위로 향하는 자세, 양팔을 아래로 내려 하단전을 향하도록 하는 자세, 양팔과 양다리를 벌려 위와 옆으로 벌리는 자세 등이 있으며, 한쪽 다리로만 힘을 주고 서있는 허보虛步 자세도 있다.

허보는 좌우 어느 한쪽 다리로만 온전히 힘을 주고 다른 한쪽 다리에는 힘을 전혀 주지 않는 것으로, 태극권의 허보를 활용한 방법이다. 가령 오른쪽 뒷다리에 중심을 두고서 왼쪽 앞발의 뒤꿈치나 발끝을 가볍게 땅에 대는 자세로 서서 명상수행을 하는 것이다. 오른발은 정면에서 오른쪽으로 45도가량 틀고, 왼발은 정면을 향하도록 한다. 두 발의 무릎은 약간씩 굽히고, 몸의 무게중심이 하단전과 오른쪽 발로 완전히 내려가게 한다.

두 손은 태극권의 수휘비파手揮琵琶 같은 형태로, 왼손을 서서히 위로 들어 손가락은 전방을 향해 펴고 팔은 조금 굽히고 손 높이는 코끝과 평행이 되도록 한다. 오른손은 안으로 거두어 손바닥을 왼쪽 팔꿈치 안쪽에 대듯이 한다. 시선은 왼손의 손가락에 두도록 처리한다(이는 왼발이 앞으로 나간 경우에 해당한다). 이는 마보자세의 기공과는 달리 힘이 많이 들어서 오래 하지 못한다. 자세를 왼쪽 오른쪽으로 바꿔가면서 하거나, 다양한 허보 자세를 구사하면서 하도록 한다.

참장공을 어떤 자세로 하든지 간에 척추를 곧추세우는 것을 명심해야 한다. 똑바로 서는 자세이건 몸통을 60도, 45도로 꺾는 자세이건, 각각의 경우에 맞도록 척추를 바로 세우는 것이 중요하다. 다시 말하지만 그 어떤 자세를 취하더라도 반드시 척추의 자세를 올바르게 잡는 것이 핵심이다.

● 수휘비파 손으로 비파라는 악기를 연주하는 자세를 취한다는 의미이다.

산책하는 것이 곧
마음공부·명상수행

한의학의 양생에서 식후에 산보하는 것을 권장한다. 아침, 점심, 저녁, 하루 세 번 식후에 20분가량 천천히 산보하면서, 동서남북 사방의 기운을 고르게 받아들이는 것을 추천한다. 식후에 양팔을 힘차게 흔들면서 여유있게 걷는 법도 있고(이는 오행 가운데 토土에 해당하는 소화기를 보조하는 운동이다), 배를 천천히 마사지하면서 여유있게 산책하는 방법도 있다. 이 방법들은 모두 소화기 운동을 도와주고 더불어 혈액순환을 촉진한다. 실제로 실행하면 뱃속도 편안해지고 마음이 차분하게 안정되면서 생각이 정리되는 것을 경험하곤 한다.

　마음공부·명상수행에서도 식후 산보하듯이 걷는 방법이 있다. 행선行禪이라고도 하는데, 천천히 '걷기'를 하면서 걷는 동작과 호흡에 정신을 집중하는 것이다. 천천히 같은 속도로 걷다 보면, 호흡이 고르게 되고 정신이 집중되며 마음이 편안해지는 것이다. 요즘 유행하는 빠르게 걷는 운동과는 거리가 있다.

균일하게 걸으면서 그냥 어떤 잡념과 망상을 일으키지 않도록 스스로 제어해도 된다. 또는 그 걷는 동작과 호흡에 집중하거나 걸음걸이 수를 헤아리는 방법도 좋다. 아니면 어떤 단어와 문장을 걷는 동작이나 호흡의 박자에 맞추어 암송하면서 정신을 집중하는 방법도 있다.

그냥 해도 좋지만, 동서남북 사방을 모두 쳐다볼 수 있도록 먼저 산책 코스 그림을 그리고, 그리 멀지 않은 거리를 정해 두고서 실행한다. 짧은 거리는 몇 번을 반복해서 걸어도 된다. 익숙하지 않은 먼 거리를 걷는 것보다 오히려 익숙한 길을 몇 번 반복 산책하는 것이 더욱 좋은 경우가 많다. 큰 건물에서 생활한다면 건물 옥상에서 동서남북 사방으로 거닐면 된다.

이는 주로 앉아서 지내는 사람에게 필요한 방법이기도 하며, 졸음이 많이 오거나 육체적으로 피곤할 때 분위기 전환용으로도 좋은 방법이다. 보통 하루 20분씩 3회 혹은 4회 산책하는 것을 추천하지만, 자신의 건강과 시간 등의 형편에 맞도록 적용하면 된다.

산책하면서 마음공부·명상수행하는 것은 고령자, 허약한 사람, 특히 소화기가 허약한 사람, 또는 오랜 시간 앉아있어야 하는데 정신집중이 잘 안 되는 사람, 그리고 걸으면서 생각이 정리가 잘 되거나 정신집중이 잘 되는 사람들이 쉽게 접근할 수 있는 방법이다.

고요하게 스스로를
관조하기

— 묵조默照, 묵언수행

묵조默照는 조신, 조식, 조심하는 마음공부·명상수행의 기본자세를 갖추고 가만히 스스로를 관조하는 공부법이다. 잡념 망상을 끊음으로써 자신의 내면을 관찰하는 공부 방법이다.

흔히들 잡념 망상을 그친 자리를 '지止'라 하고, 가만히 관조하는 것을 '관觀'이라 한다. 지관止觀이란 잡념 망상이 그치고서, 또렷또렷하고 고요한 마음이 되어 관조하는 것이다. 한편으로는 맑고 밝으면서, 또 한편으로는 고요하고 고요하여, 성성적적惺惺寂寂으로 자성을 살피는 마음공부·명상수행의 방법을 말한다.

초기에는 가만히 마음공부·명상수행을 하다 보면 생각(잡념 망상)이 수시로 일어나는데, 이 일어나는 망상을 탁 잘라 버리고 다시금 정신을 집중하면서 몰입하는 것을 반복한다. 차츰 그 공부가 익숙해지면 잡념 망상이 줄어서, 드디어 전혀 일어나지 않는 수준에 도달하여 스스로의 자성,

절대 무, 허공성, 무극이태극無極而太極˚을 관조하게 된다. 이를 고요하게 관조한다는 뜻으로 묵조선默照禪이라 한다.

묵조의 방법은 고대와 중세 동북아시아의 마음공부·명상수행의 주류를 이룬 공부 방법 중 하나였다. 물질, 모습, 대상, 사건 등이 현대에 비하여 많이 발생하지 않았던 그 시절에는, 정신집중과 몰입의 마음공부·명상수행을 방해하는 존재가 현대에 비하여 그리 많지 않았다고 볼 수 있다. 그래서 가만히 자신을 관조하여 잡념 망상을 그치고, 자성을 살피는 지관법이 가능하였다.

물질과 모습의 문명이 발달하면서 이에 상응하여 모습으로 인한 잡념 망상이 많아져, '정신집중과 몰입'의 근기根器가 낮아지고 더 이상 지관의 묵조선은 효과가 뛰어나지 않게 되었다. 그래서 묵조선보다 좀 더 강력한 마음공부·명상수행 방법이 체계적으로 등장하게 된다. 이때가 중국의 송대宋代이다. 송대는 역사적으로 고대를 벗어나 중세로 접어든 시기이다. 고대에 비하여 문명이 발달하면서 생활에서 잡념 망상이 많아졌다. 물질이 발달하니 생각도 많아진 것이다. 또한 유불선 융합으로 다양한 발전을 보기도 하였다. 유학 입장에서 유불선 융합의 신유학 공부법이 등장하였고, 선종에서는 화두話頭 공부법이 체계적으로 등장하였다.

마음공부·명상수행의 근기가 이미 송대부터 얕아졌으니 현대에는 얼마나 더 얕아졌겠는가 말이다. 불교 혹은 명상수행에서는 이를 근기가 하열下劣해졌다고 한다. 근기가 하열하다는 말이 무엇일까? 발달한 물질문

˚ 무극이태극 모습 없는 절대의 이치와 가변의 차별상 현실세계가 다르지 않다는 것을 말한다.

명 덕에 잡념 망상이 몇 곱절 더 일어나기 쉽다는 것이다. 보고, 듣고, 생각하는 등 외부 경계의 자극이 많으니, 자연히 이에 대한 반응으로 생각이 일어나는 현상이 많아지는 것은 너무나 당연하다. 그래서 말세라는 것이다. 여기서 말세라는 말은 지구 종말 등의 차원이 아니다. 모습, 물질, 대상, 사건 등에 떨어져 이런 상태에서 헤어나지 못하는 공부 상태를 말하며 이를 마음수행에서는 하근기下根器라고 한다. 하지만 하근기나 말세라고 하여 기죽을 필요는 없다. 물질문명의 발달로 인하여 나타나는 당연한 수순이고 현상이기 때문이다.

묵조의 묵默은 마음공부·명상수행에서 묵언默言이라는 방안으로 전해지기도 하였다. 묵언 명패를 가슴에 다는 등의 행위는 잡된 생각을 하지 않고 오롯하게 정신집중과 몰입의 마음공부·명상수행을 실천 실행하겠다는 단호한 의지의 표명이다.

그런데 이 묵언을 단순히 말을 하지 않는 것으로만 잘못 이해하는 사람이 간혹 있다. 묵언은 말만이 아니라 잡된 생각을 일으키지 않는다는 것이다. 말이나 생각이나 모두 자성의 주인공 자리가 한 생각을 굴려서 나타나는 현상이므로, 이를 하지 않아야 하는 것은 동일하다.

묵언 수행, 참으로 값진 것이다. 이 좋은 방안을 제대로 알고서 실천 실행해야 할 것이다.

• 하근기 근기는 마음공부하는 바탕 자질이며, 상중하로 구분하기도 한다.

놓는 공부

– 방하착放下着

잡념과 망상을 일으키지 않고 정신을 집중, 몰입하여 마음공부·명상수행을 하려면, 우리가 평소 가지고 있는 모습에 대한 집착을 놓아야 한다. 잡념과 망상, 욕심은 바로 어떤 모습에 집착하는 것에서부터 시작하기 때문이다.

마음공부·명상수행의 정신집중과 몰입은 모습 없는 본연의 마음을 대상으로 하기 때문에 물질, 사건 사고, 현상 등의 모습을 대상으로 하는 경우와는 다르다. 어떤 물질, 사건 사고, 현상의 모습을 대상으로 여기면 그 대상의 모습이 있으므로 거기에 집착하여 집중 몰입하면 되지만, 모습 없는 본연의 마음공부·명상수행은 그 대상의 모습이 없으므로 집중하여 몰입하는 것이 어렵다고 할 수도 있다. 또한 마음이 마음 스스로를 찾아가는 공부라서 더욱 그러하다.

그래서 이 모습 없는 본연의 마음을 제대로 알고 잘 운용하려면, 평소에 우리가 가지고 있는 잡념과 망상, 그릇된 욕구를 놓아 버리는 것이 필요하다. 모습 없는 본연의 마음을 찾아가는 마음공부·명상수행을 해야 하므로, 결국 그 공부에 방해가 되는 잡념과 망상, 욕구를 내려놓아 없애 버리라는 것이다.

잡념과 망상, 욕구를 내려놓는 공부 방법으로서 기본적으로 요구되는 것이 있다. 이를 전통적인 고대와 중세 동북아시아 수행에서는 방하착˙이라고 한다. 방하착하여 마음의 잡념과 망상, 욕구 등을 놓아 버리면, 모습 없는 마음공부·명상수행에 집중하여 몰입하게 되는 것이다.

마음공부·명상수행의 기본이 되는 정신집중과 몰입을 위하여, 방하착은 우리가 가진 모습에의 집착과 관념의 모든 것을 내려놓는 것을 말한다. 이는 모습에 얽매이지 않고 가진 것을 놓아 버리는 것으로, 모습으로부터의 자유를 뜻한다. 선시禪詩 한 구절이 떠오른다.

놓아라. 다 놓아라. 그리하면 누리의 주인공.

방하착하여 모습의 얽매임에서 벗어나면 이 세상의 주인공이라는 뜻이다.

또 《금강경金剛經》에서 "마땅히 머무르지 말고 마음을 내어라"라고 하

• 방하착 어떤 모습에 집착하는 것을 놓아 버린다는 뜻. 방하착해야 진정한 마음공부·명상수행이라고 할 수 있다.

였다. 즉, 어떤 모습의 경계에 떨어지지 말고 그 마음을 일으키라는 것이다. 이렇게 머무름 없이 머물려면 바로 방하착이 필요하다. 그래서 방하착을 위하여 늘 "온갖 모습의 집착과 고정관념을 놓았는가?"라고 스스로를 점검하는 것이다. 처음에는 실패를 거듭하겠지만, 꾸준히 훈련할수록 점차 방하착하는 스스로를 발견하게 된다. 그래서 어떤 모습에도 머무르지 않고 마음을 낼 수 있게 된다.

방하착을 두고서, 어떤 이들은 '놓아라' 하니 모습적으로 소유한 것을 다 버려야만 하는 줄 알고서 놀라 도망치는 경우가 있고, 또 어떤 이는 부자가 되고 싶은데 '놓아라' 하니 마음공부·명상수행을 기피하는 경우도 있다. 참 한심한 일이다.

여기서 말하는 '놓아라'라고 하는 것은 '가진 채로 놓는 것'을 이야기하는 것이다. 모습 없는 마음이 집착하는 잡념, 망상, 욕구를 놓으라는 것이다. 그래서 단지 물질, 사건 사고, 현상, 모습을 놓는 것보다 훨씬 더 어렵다고 할 수 있다.

만약 물질, 모습, 사건, 대상을 놓아 버리는 것으로 마음공부·명상수행을 이해한다면, 이는 모습에 치우친 공부가 된다. '놓아라' 하는 것은 물질, 사건, 대상 등을 버리는 것이 아니라 마음, 진리, 자성을 알기 위해서 이런 모습에 얽매여 있는 우리의 마음을 모습에서 벗어나도록 하는 것을 말한다.

물질, 모습을 놓는 것은 그 대상을 놓으면 된다. 오히려 가지고 있는 어떤 '있는 모습'을 버리는 것은 쉽다. 그 모습에 대한 집착만 없애면 되니까 말이다. 소유하고 있는 재산이면 재산, 시간적인 여유면 시간 여유에 대한 집착을 버리면 그만이다.

그러나 방하착은 그런 모습적인 것이 아니다. 가진 채로 놓는 것이다. 모습에 집착하여 우리 자성의 지혜가 어두울 정도로 어리석게 되지 않도록 자유롭게 놓아 버리는 것이다. 그래서 어렵기도 하다. 어렵기 때문에 마음공부·명상수행이라는 훈련을 반복하는 것이다.

한때 법정 스님의 열반으로 무소유가 사회적인 이슈가 된 적이 있었다. 무소유가 무엇인가? 소유한 것(물건, 모습)이 적거나 없다면 될까? 물질적으로 가난하면 무소유인가? 재벌은 절대로 무소유가 되지 못하는 것인가?

무소유는 마음공부·명상수행을 바로 하는 자만이 알고 또한 동시에 실현할 수 있는 것이다. 만약 물질, 모습으로서 무소유를 이해한다면 혹은 무소유가 된다면, 우리가 가진 것을 버리기만 하면 되니까 얼마나 쉽겠는가. 그러나 무소유는 물질, 모습 차원의 무소유를 말하는 것이 아니다. 무소유를 돈 많은 부자, 돈 없는 가난한 자, 욕심 많은 사람, 욕심 없는 사람 등의 모습적인 차원으로 이해한다면, 미안하지만 이는 물질의 경계에 머물러 있는 수준밖에는 되지 않는 것이다.

올바른 무소유는 바로 모습 없는 마음의 경계에서 말하는 것이다. 모습 없는 마음을 알고, 모습 없는 마음으로 무소유라야 하는 것이다. 재벌이거나 막강한 권력을 휘두르는 정치인이나 판검사라 하여도, 잡념 망상과 욕구, 혼침昏沈˙이 없고 그래서 그 마음이 평정하여 어떤 모습에 떨어지

˙ 혼침 멍청한 상태.

지 않으면 그것이 바로 무소유인 것이다.

　만약 경제적으로 가난한 사람이라고 해도 잡념과 망상, 욕심이 많거나 또는 사회에 대한 불만으로 가득 차 있다면, 이는 잡념 망상과 욕구로서 물질, 모습에 떨어져 집착한 것이 되므로, 무소유하고는 거리가 멀게 된다. 이 점을 명확하게 알아야 한다. 그래서 무소유는 물질, 모습의 많고 적음이 아니고 재산과 권력의 많고 적음을 말하는 것도 아니다. 물질, 모습에 치우친 이런 무소유는 굳이 말하자면 소승의 차원, 모습의 차원, 저차원의 경계에 대한 이야기가 된다. 전통적인 동북아시아 마음공부·명상수행하고는 전혀 거리가 멀다.

　더불어 설령 어떤 뛰어난 분이라 하여도 조금이라도 물질, 모습에 떨어지도록 하는 말씀을 전한다면, 이는 아주 큰 잘못을 저지르는 것이다. 그 이유는 많은 이들을 잘못된 마음공부·명상수행의 길로 인도하기 때문이다. 이 잘못은 실로 엄청난 것이므로 경계하고 또 경계해야 한다. 비록 단순하지만 우리는 이 간단한 무소유에서 기본적이면서 동시에 아주 큰 마음공부·명상수행의 의미와 가치를 알 수 있다. 바로 모습 없는 차원의 무소유라야 참된 무소유가 되는 것이다.

　《성경》에 "마음이 가난한 자는 복이 있나니"라고 하였는데, 이 마음이 가난한 것이 바로 무소유이고 방하착이다. 우리는 가난, 복 등의 단어나 말을 항상 물질, 모습으로만 이해하는 아주 고약한 버릇이 있다. 우리는 어떤 말이나 글귀를 보고 들으면 경제적인 가난과 부유함, 물질적인 행운과 복 등 물질, 사건, 현상의 모습으로서만 생각한다. 그래서 《성경》의 말씀조차도 오해하는 것이다.

　마음이 가난한 것은 마음에 잡념과 망상, 욕구와 혼침이 없어서 무소유의 방하착으로 모습 없는 마음에 집중과 몰입을 잘 한다는 것이며, 그 결과로 모습을 거침없이 자유롭게 활용할 수 있다는 것이다. 그러나 물질, 모습으로만 살아가는 이들은 '마음이 가난하다'는 말이 무슨 의미인지 알 수 없다. 오직 마음공부·명상수행을 제대로 해서 깨닫도록 해야 한다.

　《성경》의 '복'이라는 것도 물질적인 행운과 행복이 아니고, 모습에 떨어지지 않아서 항상 마음이 평정하여 무소유의 방하착으로 절대 행복함을 말한 것이다. 결코 로또 당첨과 같은 어떤 행운, 뜻밖의 물질적인 성취 등의 복을 말하는 것이 아니다.

　물질, 현상, 모습적인 차원의 방하착은 오히려 쉽다고 할 수 있으나, 모습 없는 마음의 차원에서 모습 없는 마음을 놓으려면 어렵다. 살아오면서 계속 모습에 집착하여 살아온 버릇 때문이다. 그래서 이를 위해서는 꾸준히 마음공부·명상수행의 정신집중과 몰입으로 잡념과 망상, 욕구를 놓아야 제대로 된 마음공부·명상수행이 된다.

　그래서 물질, 현상 등의 모습을 그냥 가진 채로 놓을 수 있어야, 마음을 제대로 알게 된다. '모습'의 소유에 관계없이 '마음'을 제대로 알고 잘 굴릴 수 있어야 모습에 얽매이지 않고 살아가게 된다. 이것이 바로 참된 '놓음'이다.

소리와 동작을 이용하기
- 육자결과 영가무도

인류는 동서양을 막론하고 소리와 음악이 육체와 심성에 미치는 영향을 인식하고 이용하였다. 한의학에서도 소리를 이용한 다양한 방법이 있는데, 그중 대표적인 것이 육자결六字訣과 영가무도詠歌舞蹈이다.

육자결

육자결은 소리를 내서 양생하는 방법으로, 흡일호육吸一呼六이라 하여 예로부터 건강법으로 중시하였다. 수隋나라 손사막孫思邈이 질병 치료, 장부臟腑와의 관계, 실행 순서, 계절 변화와의 관계 등을 정리하여 육자결을 체계화하였다. 그 후 《의학입문醫學入門》의 필자인 이천李梴은 육자결의 금기증禁忌症을 기술하였고, 명대明代에 와서는 몸동작과 함께하는 방법이 나오기 시작하였다. 임상적으로 응용할 경우에는 동작과 섞어서 하는 방법(동공動功)과 단지 소리로만 하는 방법(정공靜功)이 있다. 여기서는 소리 중심으로 소개한다.

육자결은 중국에서 유래한 소리 기공법이기 때문에 중국어의 실제 발음을 기준으로 발성해야 한다. 각각의 발성법을 정리하면 146쪽과 같다.
육자결은 신체의 탁한 기운을 배출하는 디톡스, 즉 해독작용이 있다. 장부와 경락을 맑게 하는 작용을 한다. 그래서 육자결은 에너지 과잉, 음식물 섭취 과잉의 고영양 시대에 사는 현대인들에게 더욱 효율적이다.

육자결의 운용 방법은 평정심의 마음과 자세를 갖추고, 들숨은 코로 천천히 들이마시고 날숨 때에 해당 소리를 낮고 길게 발음한다. 날숨에서는 해당 오장과 경락 부위의 탁기를 모두 내보낸다는 생각으로, 들숨에서는 새롭고 신선한 생명의 기운이 들어온다고 생각하면서 실행한다.

기본 운영 방법은 각 소리를 여섯 번씩 내어 6×6 = 36회를 하도록 한다. 장부의 질환에 맞도록 하는 방법도 있다. 가장 무난한 '오장 통치법'은 육자결을 순서대로 시행하되, 각 글자마다 여섯 번씩 반복하는 기본 운영 방법이다. 그리고 '증상에 맞는 장부 치료법'은 해당 장부의 소리를 12~36회 정도 시행하는 것인데, 이는 전문가의 도움을 반드시 필요로 한다.

육자결 운영의 주의사항은 인체 기운이 허약하여 식은땀이 나는 경우 등에는 삼가하도록 한다. 육자결은 나쁜 기운(사기邪氣)을 배출하는 사법瀉法이므로, 질병이 나으면 멈추어야 한다. 그래서 에너지가 과도하거나 노폐물이 많은 실증實證의 경우에 주로 응용 가능하며, 수련시에 식은땀, 가슴이 두근두근 뛰는 증세, 어지러움, 두통 등이 나타나면 즉시 중지해야

- 噓[shi] 아랫입술과 윗입술을 가깝게 붙을락 말락하도록 하면서 약간 가로로 힘을 주어 당기고, 혀끝을 약간 앞으로 내미는데 혀 양옆을 중간을 향하게 약간 말고, 탁한 기를 내쉬는데 '스-' 혹은 '쉬-'로 들린다.

- 呵[ke], [he] 입술을 반쯤 열고 혀끝을 아랫잇몸에 붙인 채 뺨에 힘을 주며 혀 전체를 아래로 내려붙이고, 탁한 기를 내쉬는데 '커허-'로 들린다.

- 呼[hu] 입술을 둥글게 만들고 혀끝을 평평하게 하여 힘을 주면서 앞으로 내밀어 약간 위쪽으로 말고, 탁한 기를 내쉬는데 '후우-'로 들린다.

- 呬[θI] 아랫입술과 윗입술을 약간 뒤로 당기듯 하고 위 아랫니를 닿을락 말락하게 하여 혀끝을 이 사이 밖으로 약간 내밀고, 공기가 입의 양쪽 가장자리를 빠져나가게 하여 탁한 기를 내쉬는데 '스-' 또는 '시-'로 들린다.

- 吹[chui] 입술을 살짝 열고 입가는 조금 뒤쪽으로 힘을 주어 당기며 혀는 약간 위쪽으로 올리면서 뒤쪽으로 거두어들이되 오히려 조금 앞으로 내미는 듯 힘을 주며, 탁한 기를 내쉬는데 '추이-'로 들린다.

- 嘻[xi] 아랫입술과 윗입술을 살짝 열되 약간 뒷덜미 쪽으로 당기며 오므리는 듯하고, 혀는 평평하게 펴며 혀끝은 약간 아래로 내리면서 역시 약간 움츠리는 듯하고, 위 아랫니는 맞닿을 듯이 하되 꽉 붙이지는 않고, 탁한 기를 내쉬는데 '스히-'로 들린다.

육자	오행	오음	장부	발음			
				한글 음	중국어 발음	활인심방	기공 시 소리법
嘘	목	각(角)	간장	허	[shi]	휴-	쉬-
呵	화	치(徵)	심장	가	[ke],[he]	호ㅓ-	커허-
呼	토	궁(宮)	비장	호	[hu]	후-	후우-
呬	금	상(商)	폐장	희	[Θl]	(시)	스-
吹	수	우(羽)	신장	취	[chui]	취-	추이-
嘻	상화(相火)		삼초(三焦)	희	[xi]	히-	스히-

육자결의 발음과 배속

한다.

일찍이 기공운동이 경제적인 수익 창출과 중국의 국가 품격 상승에 크게 효과적이라는 것을 깨달은 중국 정부는 건신기공협회健身氣功協會를 만들고 4대 기공법을 표준화하여 세계적으로 보급하고 있다. 우리나라에서도 한국 건신기공협회가 조직되어 활동하고 있다. 여기에서 육자결은 동작과 함께 실행하는 것으로 소개되어, 팔단금八段錦, 오금희五禽戱, 역근경易筋經 등과 함께 보급되고 있다.** 일반인이 웰빙 차원에서 훈련하기에는

- 실증 실증은 노폐물이나 사기가 넘치는 상태이며, 허증虛證은 정기가 부족한 상태를 말한다.
- ** 팔단금, 오금희, 역근경 환자 스스로가 운동하여 건강을 도모하는 측면에서 기공운동이라고 한다. 팔단금은 여덟 가지 운동 프로그램으로 구성된 건강 운동이고, 오금희는 동물의 동작을 따라하는 운동이며, 역근경은 근육을 강화하는 운동이다.

적당한 수준이라고 생각한다. 또한 이런 기공운동을 포함하여 태극권 등을 건강 양생 목적뿐만 아니라 마음공부·명상수행을 위하여 전문적으로 훈련하는 곳도 있다.

소리 기공, 영가무도

영가무도는 몸에 진동을 일으켜 장부와 공명하도록 하여 심신을 건강하게 하고 정신을 수련하는 소리 기공법이다. 영가무도의 '영'은 시를 읊는다는 뜻으로 '음··아··어··이··우'의 오음을 길게, 높게, 올리고, 내리고, 꺾고, 굴리면서 읊는 것이고, '가'는 마음과 몸이 편하고 즐거워지면서 노래하듯이 하는 것이고, 더욱 흥이 나서 신명이 나면 몸동작이 나오고 춤을 추게 되는 것이 '무도'이다.

이 소리와 춤은 지극히 자연스러운 생명의 소리이고 율동이고 순환 운동이다. 소리를 통한 정신집중과 몰입으로 신명神明한 상태가 되는 것이며, 우리 선조들의 뛰어난 마음공부·명상수행의 한 방편이다. 대표적인 스승으로 조선 말기에 《정역正易》을 저술한 김일부金一夫 선생이 있으며, 그 뒤에도 이를 따르는 후학들이 많다.

조선 세종 대에 체계화된 훈민정음의 연구로, 자음과 모음의 발음에서 그때까지 'ㅇ'발음을 중국에서는 궁상각치우의 궁音(토土)으로, 'ㅁ'발음을 궁상각치우의 우羽(수水)로 보던 것을 교정하여, 'ㅁ'발음이 궁으로, 'ㅇ'발음이 우가 됨을 음성학적으로 증명하였다. 이런 전통적인 마음공부의 맥

소리	오음	오행	오장	발성법
음-	궁	토	비장	입을 다물고 통(通)하는 소리
아-	상	금	폐장	입을 벌리고 토(吐)하는 소리
어-	각	목	간장	잇몸을 벌려 입술을 솟아오르게 하는 소리
이-	치	화	심장	이는 붙이고 입술을 열어 내는 소리
우-	우	수	신장	잇몸을 약간 벌리고 입술을 모으며 내는 소리

오음 발성법과 배속

이 조선 말기에 김일부 선생으로 이어져서, 영가무도를 마음공부·명상수련으로 체계화하였다.

김일부 선생은 주역의 대가로, 계룡산 국사봉에서 수련을 하던 중에 자연적으로 소리가 나와서 마음으로 나오는 기운을 소리로 내니 독특한 창법이 되었다. 이를 토대로 '음아어이우' 오음을 소리 내니, 흥을 타고 노래가 되어 저절로 몸동작이 나와 춤을 추게 되어 느끼는 바가 있었다고 한다.

예로부터 중국에서는 오음을 '궁상각치우'라 했는데, 정확히 소리를 내는 법에 대한 설이 다양했다. 김일부 선생이《악서樂書》를 참고하고 마음공부·명상수행을 통하여 '궁상각치우'를 각각 '음아어이우'로 발음하는 법으로 정립한 것이다.

《악서》에서는 "소리가 비장에서 나와 입을 다물고 통하는 소리를 '궁宮'이라 하고, 폐장에서 나와 입을 벌리고 토하는 소리를 '상商'이라 하고,

간장에서 나와 잇몸을 벌려 입술을 솟아오르게 하는 소리를 '각角'이라 하고, 심장에서 나와 이는 붙이고 입술을 열어 내는 소리를 '치徵'라 하고, 신장에서 나와 잇몸을 약간 벌리고 입술을 모으며 내는 소리를 '우羽'라 이른다"고 하여, 김일부 선생이 정한 오음 '음아어이우'의 발성법과 일치함을 알 수 있다.

소리 기공 훈련에서는 오음을 묵직한 음량으로 아랫배 단전에 힘을 주고 발성한다. 계속해서 부르는 것이 좋으며, 마치 구슬을 꿰듯 오음을 하나로 꿰어가며 단정히 소리 낸다. 오음을 계속 부르면 화음이 생기고, 오장과 몸에 진동이 느껴지며, 가벼운 감전의 느낌이 난다. 흥이 나고, 흥이 나면 몸이 저절로 장단을 타게 된다.

영가무도의 운용 방법을 보면, 오음을 순차적으로 발성하되 '음'을 길게 오래 한다. 특히 비위脾胃의 소화기능이 허약한 사람은 오래 많이 발성한다. 또한 해당 장부가 허약한 사람은 해당 오음을 길게 오래 발성하도록 한다. 자신의 신체적인 특성에 따라 발음이 잘 안 되는 음이 있는데, 이를 꾸준히 발성하면 편안히 소리를 낼 수 있다. 그리고 계속하다가 신명이 나면 하고픈 대로, 올리고 내리고 꺾고 하면 된다.

영가무도의 효능은 육자결과는 다르다. 육자결은 자음으로 발음한다. 자음은 모음에 비하여 성대 진동이 없으며, 오직 구강과 비강의 미약한 진동으로 발음한다. 몸 안의 공기가 바로 성대를 통하여 빠져나가는 소리로 몸 안의 사기를 효과적으로 배출하는 내쉬는 숨(호기呼氣) 위주의 토납법吐納法으로, 사법瀉法의 기공운동법이다.

그런데 영가무도는 초성이 모두 모음으로, 발성에서 성대의 진동을 최대한 일으킬 수 있다. 모음은 성대를 진동해서 발음하기 때문에 자음의 발음보다 진동이 크며, 그 풍부한 진동으로 강력한 힘을 내어 공명을 일으켜서 신체의 저하된 에너지를 활성화한다. 오음 발성은 성대 진동을 충분히 일으켜 장부를 진동하고 공명하여 오장을 조화롭게 하고, 기혈 순환을 촉진하는 보법補法의 기공운동법이다.

또한 한글 자음을 길고 크게 소리 내는 것도 소리 기공이 된다. 한글은 음양오행의 원리를 활용하여 창안한 것이므로 이를 정확하게 발성하면 자연의 기운과 상통할 수 있는 것이다. 하루에 20분 정도 발성을 하면 좋다. 오행으로 나누면, 먼저 ㄱ ㅋ이 '목'에 해당하고, ㄴ ㄷ ㅌ ㄹ이 '화'에 해당하고, ㅁ ㅂ ㅍ이 '토'에 해당하고, ㅅ ㅈ ㅊ이 '금'에 해당하고, ㅇ ㅎ이 '수'에 해당한다. 각각 해당하는 오장육부를 보강하게 된다.

마지막으로 소리 기공, 소리 선禪에서 훈련하는 단전 강화 소리 선을 소개한다. 원래 절에서 구전으로 전래되어 오는 것을 마음공부하는 분들이 소리 선, 소리 기공으로 정리하여 세상에 널리 알린 것이다. 일상생활에서 활용해 보면 다양한 효과를 볼 수 있다.

각인선지정원심覺仁善智正圓心

* 토납법 나쁜 기운을 배출하는 호흡 수련법.

이 말을 아랫배에 힘을 주고 강하게 하나씩 끊어서 소리치는 것이다. 한문의 뜻은 중요하지 않다. 여기서는 글자를 하나하나씩 강하게 외쳐서, 반드시 그 힘이 단전에 모이도록 하면 된다.

하루에 20분씩 꾸준히 하면 단전에 기운이 일어나서 용기가 생기고 신체도 건강하게 된다. 웰빙을 위한 다른 방안과 병행하면 더욱 좋다. 겁 많고 소심한 사람들을 위한 좋은 방책이기도 하다. 학생들은 성적도 상승되고 용기도 생기니 더더욱 좋다.

마음을 내려놓고
절하기
- 하심과 평정심, 그리고 절

생활 속 마음공부·명상수행에는 평정심이 큰 역할을 한다. 마음이 차분히 가라앉아 있으면서, 동시에 또렷한 지혜를 활용하는 것이 마음공부·명상수행의 핵심이다. 그래서 평정심을 가지는 방법으로 '절'이 좋다.

실제로 평소에 절을 하면, 하심下心이 된다. 하심은 마음을 차분히 내려놓아 편중되지 않은 입장에서 자신의 존재를 전체적으로 관찰할 수 있는 지혜로운 상태를 말한다. 하심의 상태가 되면 아상이 줄게 되고 자기 자신을 관찰하게 된다. 자신을 관찰하게 되면 그전에는 전혀 생각하지 못했던 버릇이 보이기 시작하고, 심지어는 미세한 버릇까지도 보여서 피식 웃게 된다.

'절'은 신체의 동작, 호흡, 마음의 의식이 조화를 이루고 잡된 생각이 없는 무념의 상태에서 하는 것이 좋다. 반복되는 동작으로 육체와 정신이 하나가 되도록 하여, 마음공부·명상수행의 상태가 되는 것이다. 마음

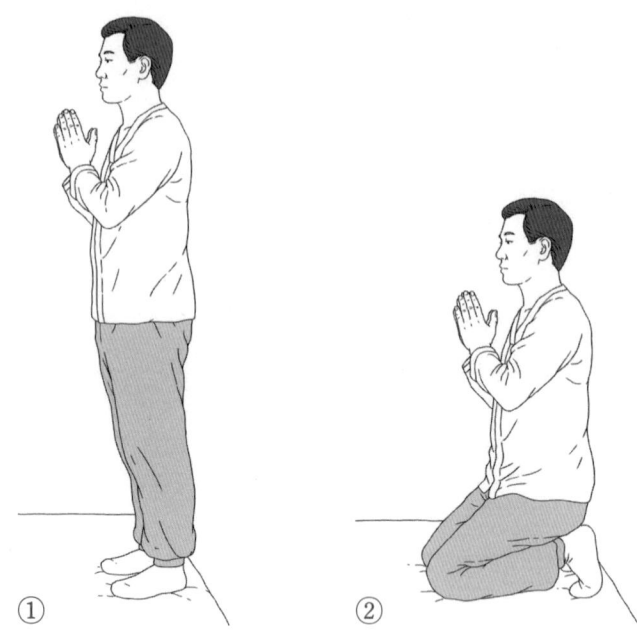

절 운동

공부·명상수행의 '반복의 원리'에서 정신과 육체를 함께한다는 점에서 훌륭한 방법이다.

절 운동은 척추의 굽힘(굴屈: 음陰)과 폄(신伸: 양陽)을 반복하는 굴신屈伸 운동이기도 하다. 그리고 절은 호흡을 통해 심장(화火)과 신장(수水)의 수승화강水升火降이 자연스럽게 이루어지도록 하여 단전호흡을 하게 함으로써, 심신의 안정을 가져오고 심장의 혈액을 원활하게 한다. 그래서 절을 하면 한의학적으로 물과 불 기운의 선순환을 말하는 수승화강, 머리는 차게 발은 따뜻하게 하는 두한족열頭寒足熱의 신체적인 효과도 나타난다.

한의학에서는 '머리는 차고, 가슴은 시원하게 소통하고, 아랫배와 발

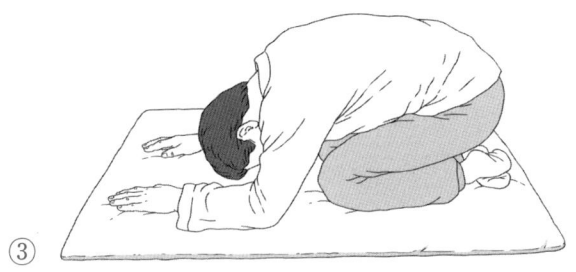

절 운동

은 따뜻하게' 하는 것을 건강의 원칙이자 치료의 원칙으로 여긴다. 이것이 바로 그 유명한 청상淸上, 통중通中, 온하溫下이다.* 바로 이런 상중하의 상태를 유지할 때, 우리의 몸은 가장 이상적인 상태가 되며 마음도 평안을 찾는다. 또한 질병에 대한 저항력이 극대화되어 자연 치유력이 높아진다. 우리 생명의 중심이 되는 하복부(단전丹田)가 따뜻해져 건강할 수 있는 원천을 제공하기 때문이다.

현대인들은 좋지 않은 생활습관과 스트레스로 인하여 정상보다 짧은 호흡을 하면서, 횡격막 위로는 가스를 생산하고 횡격막 아래로는 노폐물을 축적하고 있다. 호흡의 기운이 짧고 얕아서 상복부와 흉부에서 막히

* 청상, 통중, 온하: 머리는 시원하고, 가슴은 기운이 잘 소통하고, 아랫배와 발은 따뜻한 것.

는 사람도 많다. 탁한 기운이 명치에 쌓여 생기는 가스의 압력으로 가슴이 답답하고, 소화불량이 되고, 어깨에 견비통이 오고, 목이 뻣뻣해지고 잘 안 움직여진다. 머리에는 두통 등의 질환이 생긴다.

호흡의 기운이 내려가지 않으면 부정적인 생각이 많이 일어난다. 복부로 내려가야 하는 호흡 기운이 울체되어 한 생각의 기운이 반대로 올라오니, 울화˚가 되고 몸과 마음이 힘들 수밖에 없다. 가슴만의 짧은 호흡은 부정적인 생각, 분노, 초조, 불안 등으로 사람을 긴장하게 만들고 화나게 만든다. 악순환으로, 이런 생각이 다시 가슴으로만 숨 쉬게 만들고, 가슴으로 숨 쉬면 숨이 못 내려가서 또 다시 부정적인 생각이 올라온다. 자신도 모르게 역경 속에서 살아가게 된다.

이와 같은 상황에서 '절'은 올바른 호흡을 자연스럽게 체득하도록 하는 방법 가운데 하나이다. 막힌 임맥任脈과 독맥督脈(115쪽 참고)의 숨길을 뚫어주며 호흡의 기운을 내려보내고 정화시켜, 맑고 깨끗하며 청정한 기운을 얻을 수 있는 훌륭한 마음공부·명상수행 훈련법이다.

한국의 간화선(화두 참선)과 더불어 대표적인 명상 수행법으로 108배 참회가 세계적으로도 알려져 있다. 절 수행이 갖는 심리적 효과뿐 아니라 생리적 효과까지 제대로 이해한다면, 세계적으로 더 널리 활용될 수 있을 것이다.

흔히들 절이나 호흡 수련, 화두 참구參究 같은 마음공부·명상수행을 말하면 사회생활을 버리고 따로 어떤 특정의 공부법이나 수행을 구하는

● 울화 스트레스를 받아, 기운 순환이 막혀서 생기는 열.

것으로 이해하는 경우가 있다. 이는 마음공부·명상수행의 의미를 제대로 알지 못한 데서 나온 것이다. 또한 마음공부·명상수행을 사회생활과 동떨어져 하는 어떤 것으로 여겨 출세간出世間˙ 등을 이야기하기도 한다. 그러나 이는 잘못된 견해이다.

한국의 위대한 정신적 스승으로서 사회생활과 더불어 하는 마음공부·명상수행의 모범 사례를 보여준 원효대사는 "비록 출가하지 않았다고 할지라도 재가在家에 머무르지 않는다"는 《금강삼매경金剛三昧經》 구절을 출가와 재가의 두 가지 모습에 치우치지 않는다, 즉 도속이변道俗二邊의 상相에 떨어지지 않는, 그래서 극단의 양변兩邊˙˙에서 떠나는 훌륭한 가치라고 설명하였다. 바로 세속에 살더라도 맑고 깨끗한 삶의 모습을 잃지 않을 수 있음을 잘 설명한 구절이다.

절하는 행위의 모습에 집착하지 않고 사회생활과 함께하는 절 수행은, 원효대사의 말씀처럼 세속의 더러움에 발 디디더라도 일미一味˙˙˙의 맑고 깨끗한 모습을 잃지 않는 좋은 공부법이다. 이를 흔히 세속에 발붙이고 살면서도 그 청정함을 잃지 않는 처염상정處染常淨˙˙˙˙한 연꽃에 비유하여 표현하곤 한다. 사회생활 속의 마음공부·명상수행이 드높은 가치를 가지는 이유가 여기에 있다.

• 출세간 흔히 사회생활을 떠나서 마음공부·명상수행하는 것을 출세간이라 한다.
•• 양변 모습에 집착하는 상황을 말한다. 모습에 집착하면 항상 좋다 싫다, 옳다 그르다, 뛰어나다 못났다 등의 변견에 떨어진다. 도속이변도 세속과 진리를 추구하는 도를 두 가지로 보는 양변의 입장이므로 경계해야 한다.
••• 일미 평등하여 차별이 없다는 뜻으로, 부처의 가르침은 여러 가지이나 그 본래의 뜻은 하나라는 의미.
•••• 처염상정 오염된(진흙) 곳에 머무나 항상 청정한 마음(연꽃).

언어와 문장 암송을 통한
마음공부
- 경敬 공부

암송은 정신을 집중해서 어떤 단어나 문장을 주문을 외듯 생각 언어(머릿 속의 생각)나 소리 언어(말로써 표현)로 반복해서 외우거나, 또는 암송하는 중간중간에 횟수를 헤아려서 고도의 정신집중으로 몰입하는 것이다. 이는 자신이 굳게 신념을 가지는 명언이나 하나의 문장을 암송하거나 큰 소리로 외우는 마음공부·명상수행을 말한다.

고대와 중세에는 이를 주문이라고 하여 신통술을 부리는 것으로도 활용하였다. 만약 어떤 모습, 물질의 목적을 가지고 이를 진실로 간절하게 실행한다면, 그에 상응하는 효과도 있을 수 있다. 그러나 우리가 하는 마음공부·명상수행의 공부 자리에서는 그런 모습, 물질, 사건, 대상 등의 모습적인 소승의 내용을 대상으로 삼지 않는다.

그냥 단순 반복하여 언어와 문장을 암송하는 것도 좋지만, 물질문명의 발달로 근기가 하열한 현대인에게는 중간중간에 암송하는 횟수를 헤아리는 방법이 알맞고 그 효과도 크다.

언어와 문장은 반드시 본인 스스로 매우 신뢰하는 것을 선택해야 한다. 이는 너무나 당연한 것으로, 자신이 그 내용을 잘 알고 있으면서 모습, 물질이 아닌 차원에서 전적으로 신뢰하는 것, 또는 마음공부·명상수행의 존경하는 스승이 선택해 주신 것, 함께하는 도반들과 경건한 마음으로 기도, 찬송, 예불하는 것 등에서 선택해야 한다. 그리고 일단 선택했다면 꾸준히 실행한다. 하룻밤을 꼴딱 지새우는 용맹정진도 각오하고 말이다.

경敬 공부는 유학 경전인 사서삼경 같은 것을 한 권 선택하여 처음부터 끝까지 암송을 반복하는 것이다. 가령 《중용中庸》 또는 《주역周易》을 외워서 몇 번이고 암송한다. 암송하면서 자연스럽게 정신집중과 몰입을 성취하는 것이다.

이러한 경전의 암송 공부가 특히 자신의 내면을 다지는 길이 되므로 자기 자신의 마음, 성품을 공경한다는 의미에서 경敬 자를 써서 경 공부라고 한다. 바로 고대와 중세 동북아시아 마음공부·명상수행에서 자기 자신의 자성 주인공을 찾는 것과 맥락을 같이한다.

간혹 예나 지금에 어떤 주의와 사상에 편중하여 경도된 자가 이런 공부 이치를 모르고, 자신이 속한 학파나 유파의 어떤 경전의 글귀만 귀하게 여기고 독선으로 흐르는 태도가 있다. 이런 자기 자신만의 유파 근본주의는 참으로 개탄할 만하다. 무릇 성현의 경전은 무엇이든 마음공부·명상수행을 위한 하나의 도구와 방법이 되는 것임을 잘 알아야 할 것이다.

먼저 어떤 주의와 사상에도 얽매이지 않는 마음공부·명상수행하는 사람의 태도를 잘 표현한 선시가 있어 이를 소개한다. 특정 주의와 사상에 얽매인다는 것은 이미 마음공부·명상수행의 길과는 다른 길로, 물질, 사건 사고, 대상, 모습을 추종하는 소승, 소인배의 길을 가는 것이다.

마음공부·명상수행을 제대로 잘 하는 이가 바로 도인道人이다. 우리는 보통 도인을 모습으로 여긴다. 가령, 산속에 살면서 신통술을 부리는 사람이거나 일반인과는 다른 능력을 가진 사람쯤으로 알고 있다. 그러나 그런 도인의 상은 모습에 떨어진 것이고, 그런 것을 도인쯤으로 여기는 우리 일반인도 모습에 떨어진 꼴이 된다.

만약 마음공부·명상수행을 제대로 하고자 하는 뜻 있는 대장부大丈夫라면, 제대로 된 길을 만나서 멋지게 제대로 된 공부를 달성하기를 바란다.

절학무위한도인 부제망상불구진
絶學無爲閑道人 不除妄想不求眞

정신집중과 몰입의 마음공부·명상수행을 성취한 도인은,
알고자 하는 배움도 끊고 억지로 하는 일도 없이 한가하네.
이미 잡념 망상이 일어나지 않으므로 억지로 망상을 없애려고도 않고,
참된 진리를 구하지도 않네. – 영가 스님, 〈증도가〉

● **대장부** 흔히 대장부라고 하면 남자를 말하지만 이는 남자라는 모습에 떨어진 입장이다. 마음공부·명상수행에서는 모습에 집착하지 않고 마음공부하는 이를 대장부라고 한다.

이 얼마나 대장부다운 당당한 시구인가! 대자유인 그대로가 아닌가 말이다.

여기서 배움은 우리가 흔히 하는 학교의 공부만을 말하는 것은 아니다. 사회에서 우리가 하는 공부는 대개 모습에 치우친 공부이다. 그러나 여기서의 공부는 모습에 치우치지 않는 마음공부를 말한다. 우리 모두가 원래 갖추고 있는 본연의 마음이지만, 이 사실을 모르고 있다가 마음공부를 실행하여 이 본연의 마음을 체득했으니, 이제 공부라고 할 것도 없다는 것이다.

한가하다는 것은 어떤 할 일이 없어서 한가한 것이 아니고, 또한 여유 있는 시간이 많다는 것도 아니다. 생활 주변으로 일이 많든 적든, 그 마음이 한가한 것이다. 그래서 한가할 것도 없고, 한가하지 않을 것도 없는 그런 한가함이다.

그리고 진리를 구하지 않는다는 것은 마음공부·명상수행이 가치가 없다거나 이를 열심히 하지 않는다는 뜻이 아니다. 체득하여 이미 진리와 하나가 되었기에 더 이상 구할 필요가 없다는 것이다. 이미 진리 또한 구하지 않게 되었는데, 무슨 주의나 사상에 얽매이겠는가!

다음으로, 참된 마음공부·명상수행이 자기 자신의 자성自性 공부임을 명료하게 깨닫게 하는 선시가 있어 소개한다. 인간으로 태어나 당장의 마음을 찾는 마음공부·명상수행의 길로 들어서서, 뜻 있게 살아가기를 바란다는 뜻을 품고 있다.

누리의 주인공

해말쑥한 성품중에 산하대지 이루우고
또한몸도 나투어서 울고웃고 가노매라
당장의 마음이라 하늘땅의 임자인걸
멍청한 사람들은 몸밖에서 찾는고야 - 백봉白峯 김기추金基秋 거사

그리고 필자가 대학 시절부터 좋아하는 송대宋代 주자周子 선생의 《태극도설》을 소개한다. 그리 길지도 않고 짧지도 않으면서 유불선의 이치를 융합한 스마트한 설명이다.

《태극도설》이란 주자 선생이 송나라 초기 도가의 무극설과 《주역》의 태극, 불교의 원상을 원용하여 그린 〈태극도太極圖〉를 설명한 것으로, 천지 이전의 형상과 상태, 그리고 그 유래와 까닭으로부터 인생의 의미까지 일관되게 설명하고 있다. 여기서는 그림은 제외하고 글 부문만 채택하여 안내한다. 《태극도설》을 암송하여, 제대로 된 고대와 중세 동북아시아 마음공부 · 명상수행의 진면목을 체험하기 바란다.

《태극도설》에는 인간을 포함한 생명에 대한 존엄 사상이 담겨 있다. 생명의 존엄성은 인문학이나 윤리학 등에서 그냥 인위적으로 만들어 주

● 주자 주돈이(周敦頤, 1017-1073). 유교 학파에서 말하는 송대 육자六子 성현의 대표 학자로서, 우리가 흔히 알고 있는 성리학을 체계화한 주자朱子의 선배 학자이다. 호는 염계濂溪라서 주렴계라고도 한다.

장하는 것이 아니다. 우주 자연의 이치에 따라 인간이 우수한 생명력을 가진 존재라는 것이다. 우주 자연에 버금갈 정도이므로 소우주라고 하며 귀하게 존중하는 것이다. 즉, 인간 생명은 우주 자연의 태극, 도를 이어 받아서, 음양오행의 기운을 오롯하게 간직하고 있다는 것이다.

이런 우주 자연의 이치를 성인聖人이 본받아서, 인의예지仁義禮智로서 편벽되지 않고 사욕이 없이 인간 사회의 규범 이치로 바로 세운 것이다. 이 세상 어떤 주의나 주장이라도 인간 생명의 존엄성에 위배된다면, 그것은 반드시 척결되어 마땅한 이유도 여기에 있다.

태극도설 太極圖說

무극이태극無極而太極　　무극이면서 태극으로

태극동이생양太極動而生陽　　태극이 움직여서 양陽을 낳고

동극이정動極而靜　　움직임(動)이 극에 달하면 머무르게(靜) 되고

정이생음靜而生陰　　머무르게 되면 음을 낳게 된다.

정극복동靜極復動　　머무름이 극에 달하게 되면 다시 움직이게 된다.

일동일정호위기근一動一靜 互爲其根

　　　　　　　　한 번 움직이고 한 번 머무는 것이

　　　　　　　　각기 그 근본이 되어

분음분양分陰分陽　　음과 양으로 나뉘어

양의입언兩儀立焉　　양의兩儀가 성립된다.

양변음합이생 수화목금토陽變陰合而生水火木金土

　　　　　　　　양과 음이 변하고 합하여

　　　　　　　　수화목금토 오행이 생겨나고

오기순포五氣順布　　다섯 기운(요소, 오행)이 순조롭게 퍼져서

사시행언四時行焉　　4계절이 운행된다.

오행일 음양야五行一陰陽也

　　　　　　　　오행은 하나의 음과 양이요

　　　　　　　　(다섯 요소는 음양 밖의 다른 어떤 것이 아니며)

음양일태극야陰陽一太極也

　　　　　　　　음양은 하나의 태극이고

　　　　　　　　(음양은 태극 밖의 다른 어떤 것이 아니며)

태극본무극야太極本無極也　　태극은 그 자체로 무극이다.

오행지생야五行之生也　　오행의 생겨남으로

각일기성各一其性　　그것은 각각의 성질(본성)을 갖고서

무극지진無極之眞　　무극의 참된 본체와

이오지정二五之精　　음양(二)과 오행(五)의 정수가

묘합이응妙合而凝　　오묘하게 결합하여 응결된다.

건도성남乾道成男 곤도성녀坤道成女

　　　　　　　　건의 도道(방법, 길)는 남성적인 것이 되고

　　　　　　　　곤의 도는 여성적인 것이 되고

이기교감二氣交感　　두 기운(남녀, 음양)이 서로 감응하여

화생만물化生萬物　　만물을 생성한다.

만물생생萬物生生　　만물은 생기고 또 생기어

이변화무궁언而變化無窮焉　　변화하기가 끝이 없다.

유인야득기수이최영惟人也得其秀而最靈

　　　　　　　　오로지 사람만이 빼어나서 가장 영특하다.

형기생의形旣生矣　　인간은 하나의 사람의 모습(형체)을 이미 가지고

　　　　　　　　태어났으며

신발지의神發知矣　　영혼이 정신 사유활동을 나타낸다.

오성감동五性感動　　오성이 감동하여

이선악분而善惡分　　선악의 분별이 생기고

만사출의萬事出矣　　만사가 생겨난다.

성인정지이중정인의이주정聖人定之以中正仁義而主靜(자주무욕고정自注無欲故靜)　　성인은 중정中正과 인의仁義로 규정하고,

　　　　　　　　고요함을 주로 하여(욕심이 없으므로 고요하다)

입인극언立人極焉　　인극을 세운다.

음양도

陰陽圖

음양은 상대성을 말한다.
음양도는 변화하는 음양의 상대적인 상태를
역동적으로 표시한 그림이다.

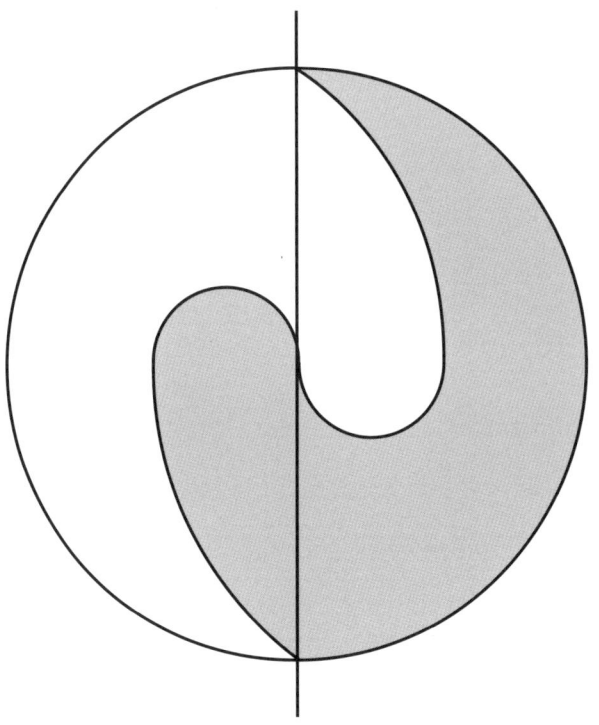

화두를 가지고 마음공부하기
- 간화선看話禪

최근 우리나라는 산업화·정보화로 인해 경제적인 소득 증대, 각종 스트레스의 증가, 고령화 사회로의 진입, 웰니스 문화의 추구 등, 다양한 사회문화 현상이 나타나면서 품격 있는 정신문화를 갈망하는 양상을 보이고 있다. 이런 분위기에 편승하여 화두˙에 관심을 보이는 상황은 마음공부에 대한 지적 욕구를 채우기 위해서라고 여겨지며, 동시에 진리를 추구하고자 하는 한민족 고유의 특성 때문이라고도 생각한다. 정신문화를 추구하려는 경향을 타고, 동북아시아 정신문화의 최고봉 중 하나인 화두 참선이 큰 반향을 일으키고 있는 것은 마음공부의 입장에서 보면 아주 바람직한 현상이다.

• 화두 말(화話)의 머리. 말이 나오는 주체인 마음을 지칭한다.

간화선看話禪은 화두를 참구參究 하는 마음공부·명상수행이다. 화두는 어떤 하나의 궁금한 내용을 지극 정성으로 의심하여, 맹렬하게 지속적으로 참구하는 정신집중과 몰입의 마음공부·명상수행법이다. 그리하여 마침내 성성적적의 상태로서 자성의 주인공 자리를 깨닫게 되는 방법인 것이다.

한의학의 마음공부·명상수행은《동의보감》의〈신형〉편에 나타난 내용과《의문방할醫門棒喝》의 책 이름에서도 알 수 있듯이, 옛날부터 마음공부·명상수행의 참선 공부와 관련이 있다.《동의보감》은 물심양면의 음양론적인 입장에서 마음공부·명상수행을 거론하므로, 물질과 정신을 함께 인정하고 물질과 정신을 잘 쓰려고 노력하는 합리성을 갖춘 방안이기 때문에 화두 참선과도 통한다고 본다.

사실, 화두 참선은《주역》을 중심으로 하는 역학易學과 함께, 고대와 중세 동북아시아 정신문화의 최고봉이라고 할 수 있다. 동북아시아 유불선 문화에서 역학이 공자 계열의 유학과 노자 계열의 도학과의 결합으로 성숙 발전된 것이라고 한다면, 화두선話頭禪은 인도에서 전파한 대승불교가 중국 토착의 도교를 기반으로 성숙 발전된 것이라고 할 수 있다.

화두 참선은 일반적으로 중국 당대唐代에서 시작하여 송대에 체계화·표준화되었다고 하는데, 그 이후로 '화두를 관찰한다(또는 살펴본다)'는 뜻으로 간화선으로도 불린다.

간화선이라는 용어를 가지고 구분하기 좋아하는 이들은 석가모니와

- 참구 마음공부에서 화두를 지속적으로 가지는 것을 말한다.

직접 관련된 화두 이야기는 여래선如來禪이라 하고, 중국의 조사祖師나 선사禪師들과 관련한 화두 이야기는 조사선祖師禪이라 한다. 이들과 구분하기 위하여, 후대에 이 두 가지 계열의 이야기를 가지고 화둣거리로 삼아서 참구한다는 의미로서 간화선이라 명칭한 것이다. 석가모니와 조사, 선사들의 이야기를 의문 나는 화두로서 참구한다는 의미로 '화두를 본다'고 하여 간화선이라 한다.

그러나 글자는 달라도 내용으로 보면 여래선, 조사선, 간화선은 하나다. 이 세 가지를 구분하여 달리 의미와 가치를 두는 이들은 마음공부·명상수행은 하지 않고 따지기만 좋아하는 이들이라고 할 수 있다.

비록 지금 우리나라에서 이 간화선이라 불리는 화두 참선이 문제가 없는 것은 아니지만 그럼에도 불구하고 고대와 중세 동북아시아의 정신문화를 체험하기를 갈망하는 이들에게 각광을 받고 설득력을 가진다는 것은 상당히 고무적인 현상이다.

그 이유는 화두 참선이 탄생하고 체계화된 인도와 중국에서는 역사적인 혹은 정치 경제와 사회적인 이유로 그 명맥이 거의 사라진 상황에서, 우리나라에서는 그간 역사적·사회적인 어려움에도 불구하고 그 내용적인 명맥을 유지하고 발전시켜왔기 때문이다. 인도는 예나 지금이나 요가 철학 등에서 볼 수 있듯이 여전히 고차원의 정신세계를 추구하지만, 모습적이고 물질적인 소승 도리에 치우쳐 있으며, 중국은 근대 들어 유물주의가 대세를 장악하면서 선조들의 우수한 정신문화를 이해하지 못하고 배척하고 제거함으로써 정신문화의 단절이 나타난 것이다.

이러한 상황에서 볼 때 대한민국은 참으로 독특한 사회라고 할 수 있다. 조선 말기에 망국의 한을 경험하였고, 이어서 동포 간의 남북 전쟁도 겪었고, 그 후 남쪽에서는 산업화와 민주화 과정에서 사회적으로 온갖 갈등과 난제를 치렀으며 지금도 그 어려움은 현재 진행 중인 상황에도 불구하고, 선조들의 우수한 정신문화의 재성숙을 위하여 사회적인 움직임이 있다는 것은 딱 잘라서 설명하기 어려운 독특함과 대단함이다(사실 마음공부·명상수행하는 이로서, 인연 따라 벌어지는 일이며 그냥 그렇고 그러하지만 말이다).

화두 참구의 방법은 사회생활과 더불어 화두를 간직하면서, 그 의문 나는 궁금함으로 인하여, 또한 '그 많은 조사 선사들은 그 알쏭달쏭한 이야기를 다 알아듣게 되었는데 나는 왜 모르는가' 하는 분한 마음으로, 그리고 이번 공부에서 반드시 성취하리라는 목적을 세워서 열심히 그 화두 이야기에 집중하여 몰입하는 것이다. 그래서 잡념과 망상이 완전히 없어지도록 하는 것이다.

즉, 석가모니 부처와 선사들에 대한 굳은 믿음의 신심, 화두의 내용에 관하여 무한대로 궁금해하는 의문심, 그리고 나는 왜 이 화두를 알지 못하는가 하는 분함 마음의 분심, 이 세 가지를 가지고 화두를 풀어헤치려고 용맹하게 정진하는 것이다.

여기서 화두를 풀어헤친다는 것은 화두를 요리조리 분석하는 것이 아니다. 의문 나는 점을 간직하고서, 화두라는 수단과 방법을 통하여 잡념과 망상이 일어나지 않도록 한다는 것이다. 화두를 잘못 이해하는 이들이 간혹 화두 자체를 목적으로 여기는 경우가 있는데, 화두는 어디까

지나 방법이며 수단임을 알아야 한다. 또한 화두를 하나하나씩 알아가는 것으로 이해하여 한 가지 화두를 분석하고 다시 다른 화두를 이해하는 식으로 공부하는 엉터리들이 있는데, 참으로 조심해야 할 부분이다.

화두는 어디까지나 마음을 알게 하는 하나의 길라잡이 역할을 하는 것이다. 그리고 이 길라잡이는 분석하는 것이 아니며, 또한 화두 사이에 가치가 차이 나는 것도 아니다. 이 점을 명료하게 알아야 한다.

토요일 같은 날, 가만히 좌선하는 시간을 제법 길게 가져 보면 좋다. 꼭 선원 같은 곳에 가지 않아도 된다. 자신만의 어떤 공간, 예컨대 직장의 사무실이나 연구실 의자에 앉아서 해도 좋고, 거처하는 방에서 조그만 방석을 두고 해도 좋다. 만약 몇 시간, 며칠씩 장기간 좌선을 하려면 전문적인 선원 같은 공간을 찾아서 하는 것이 더 효율적이다.

조용한 곳도 좋고, 시끄러운 곳도 좋다. 어떤 이들은 버스가 다니는 시내 큰길 같은 곳은 피해야 한다고 하는데, 이것도 하나의 고정관념으로 극복해야 하는 공붓거리다. 사실 조용한 산속에서 좌선을 해도 새 소리, 물소리가 소음으로 들린다. 따라서 차 소리, 새 소리, 바람 소리, 사람들이 싸우고 떠들어대는 소리 등에 개의치 말고 자기 자신의 마음을 고요하게 해야 한다. 그것이 바로 화두 좌선의 기본을 갖추는 것이다.

좌선하고 있을 때나, 머물 때나, 누워 있거나, 말하거나, 가만히 있거나, 움직이거나, 조용히 있거나 간에 잡념과 망상을 없애고, 평정심으로 화두를 참구하여야 바로 간화선 공부가 되는 것이다.

화두 공부, 간화선의 기본자세는 앉아서 하는 좌선이며, 이를 통하여 힘을 배양하는 것이 마음공부의 핵심이다. 가만히 앉아 화두를 들고서, 일체의 잡념 망상을 없애고 정신을 집중하여 화두에 몰입하는 것이다. 가만히 관찰해 보면, 우리 인간이 외부 자극으로부터 가장 자유로워지는 동작이 좌선, 정공靜功이라고 할 수 있다. 인간의 동작과 행위 중에 여러 가지 외부 자극이 감각기관을 통하여 전달되고 이에 대한 반응을 일으키는데, 그 중 가장 최소한의 자극을 받는 동작과 행위가 가만히 앉아서 하는 좌선이기 때문이다. 그래서 평소 모습에 마음을 빼앗겨 늘 들뜨고 헐떡이는 마음으로 살아가는 우리가 좌선으로 정신을 집중하고 화두에 몰입하는 것은 마음공부·명상수행에 참으로 효과가 좋다.

만약 가만히 앉아서 화두를 드는 좌선조차도 제대로 하지 못하고 온갖 망상과 잡념, 생각이 일어난다면, 마음공부·명상수행의 어떤 동작과 행위에서도 정신집중과 몰입이 제대로 되지 않는다. 동시에 이는 그 사람이 평소 사회생활에서 계속 사건 사고, 물질, 현상 등의 모습에 집착하여 살아가고 있음을 증명하는 것이라고 할 수 있다. 이런 경우는 좌선을 기본으로 화두 공부를 하여 정신집중과 화두 몰입의 힘을 증진하고서, 행주좌와어묵동정行住坐臥語默動靜˙의 동작과 행위에서 화두를 가질 수 있다. 간혹 어떤 마음공부 수행자들은 좌선의 의미와 가치를 이해하지 못하고 좌선을 경시하거나 부정하는 경우가 있는데, 이는 정말 큰 잘못을 범하는 것으로서 반드시 경계해야 한다.

• 행주좌와어묵동정 다니고 머물거나, 앉고 눕거나, 말하고 묵언하거나, 움직이고 가만히 있거나 하는 것으로, 인간의 모든 행위를 지칭하는 글귀이다.

아래에서는 화두 참구에 도움이 될 만한 몇 가지 화둣거리를 소개한다. 마음에 궁금한 의문이 드는 화둣거리가 있다면, 자신의 화두로 삼아 참구하면 된다. 그러나 절대 분석하려고 하면 안 된다.

달마의 알지 못함

중국 양무제가 달마 스님에게 물었다.

양무제 무엇이 근본이 되는 가장 성스러운 진리입니까?
달마 텅 비어 성스럽다 할 것도 없습니다.
양무제 나와 마주한 그대는 누구십니까?
달마 모르겠습니다.

무제가 알아듣지 못했다.

여기서 몇 가지 의문스런 이야기를 할 수 있다. 먼저 달마 스님이 왜 가장 성스러운 진리를 텅 비어 성스럽다 할 것도 없다고 하였을까? 성스러운 진리는 분명히 가치가 있고 존귀한 것인데 말이다.

두 번째, 양무제는 분명히 달마 스님을 마주보고 "당신은 누구십니까?"라고 물었는데, 가령 그냥 "인도에서 건너온 달마"라고 하지 않고 자기 자신을 모른다고 하다니, 왜 그렇게 말했을까? 그 고명한 달마 스님이 자기 자신도 모른다고 하다니, 이 무슨 해괴망측한 상황이라 말인가?

그리고 또 한 가지 문제가 있다. 양무제는 황제로서 많은 절을 건립하고 불교를 위해 엄청나게 많은 공덕을 수행하고, 불경을 많이 공부했다. 절대 권력을 가진 황제로서는 상상하기 힘들 정도로 신심이 굳은 불교 신자였다. 그런데 달마 스님과의 첫 회동에서 왜 이렇게 의사 불통이 되었을까?

달마 스님의 이 이야기에서 의문이 일어나고 궁금함이 있다면, 이를 화두 삼아서 참구하도록 한다. "달마 스님이 왜 그렇게 답했을까?"라고. 잡념과 망상이 생기지 않도록 지속적으로 참구한다.

조주의 차

조주 스님께 공부하는 제자 스님들이 도를 물으면, 조주 스님이 항상 "차나 한잔 드시게"라고 응대하셨다.

공부하는 젊은 스님이 진리, 도, 절대 원칙에 대하여 질문하자 조주 스님은 왜 이렇게 차를 대접했을까? 진리, 도는 무엇 무엇이라고 말씀하셔야 바른 설명일 텐데 말이다. 왜 차나 한잔 드시라고 권했을까?

만약 여기서 궁금하고 의문이 들면, 화두가 되는 것이다. 그래서 이 화두를 들고서, "도를 문의하였는데 왜 차나 한잔 드시게라고 했을까?"라고 참구하여, 잡념 망상을 물리치도록 맹렬하게 궁구하면 되는 것이다.

방망이와 고함

덕산 스님은 제자가 진리를 묻기만 하면 방망이로 내리쳤다고 한다. 왜 그렇게 했을까? 도나 진리를 질문하면 차근차근 알아듣도록 답해 주는 것이 옳을 텐데, 왜 방망이로 아프게 내리쳤을까 말이다. 왜 다짜고짜 방망이로 내리쳤을까?

그리고 현대의 우리 자신은 이 덕산 스님의 방망이를 맞을 자격은 되는가? 또 맞을 자신은 있는가?

임제 스님은 도를 묻는 제자에게 다짜고짜 고함을 질렀다고 한다. 이해하도록 말씀하지 않고, 왜 갑자기 고함을 쳤을까? 정말 이상하지 않은가! 우리는 이 고함을 받을 만한 자신이 있는가? 이런 방망이와 고함이 과연 무엇을 뜻하는가?

무(없음)

석가모니 부처께서 모든 중생에게 불성이 있다고 하셨다. 그런데 조주 스님은 "개dog한테 불성이 있습니까?"라고 묻는 제자에게 "없다(무無)"라고 하셨다. 이는 대 스승이신 석가모니 부처의 말씀과는 위배되는 설명이다. 조주 스님이 왜 이렇게 "없다(무無)"라고 하셨을까?

이것이 그 유명한 조주의 '무자無字' 화두이다. 의문이 생긴다면 한번 도전해 보시기를.

이 뭐꼬?

예로부터 가장 유명한 화두 중의 하나가 "이 뭐꼬" 화두이다. 이 육신의 몸뚱이를 굴리고 다니는 마음의 정체가 과연 무엇인가? 모습 없는 주인공이 과연 무엇이란 말인가? 이런 의미의 "이 뭐꼬"를 참구하는 것이다.

또는 "이 뭐꼬"를 응용하여, 가령 손가락을 움직이면서 "과연 이 손가락을 움직이는 이 놈(본질 마음)은 뭐꼬?"라고 지속적으로 되뇌면서 참구하여 잡념 망상을 없애도록 한다. 며칠을 두고서 한번 해 보기 바란다. 밥 먹으면서도 이 뭐꼬? 걸으면서도 이 뭐꼬? 화장실에서 볼일 보면서도 이 뭐꼬? 잘려고 누워서도 이 뭐꼬? 등등으로 하는 것이다.

뜰 앞의 잣나무

조주 스님께 인생의 진리를 물으니, "뜰 앞의 잣나무"라고 말씀하셨다. 이 무슨 황당한 상황인가. 불변의 진리를 질문했는데, 웬놈의 잣나무를 들이대고 말씀하시는가 말이다.

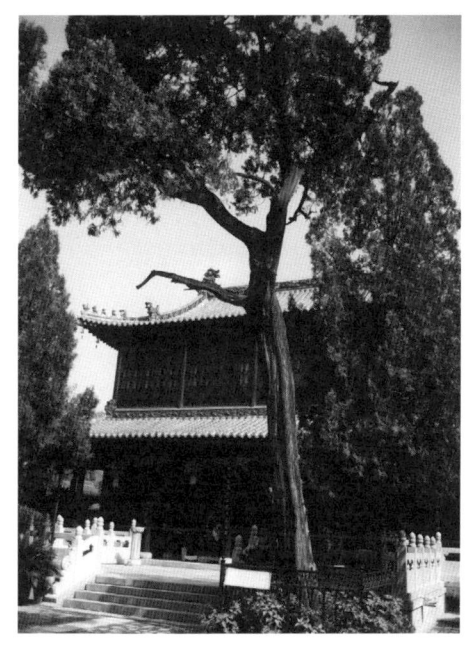

조주 스님의 측백나무

얼마 전 어느 불교 관련 신문의 중국 기행문 기사를 보니, 조주 스님이 계셨던 절의 뜰에는 잣나무가 아니라 측백나무가 있더라는 기사를 읽은 적이 있다. 마침 중국의 그 절에 한국의 교수 불자회와 함께 방문한 일이 있는데, 그야말로 측백나무가 많이 있었다.

자, 답답할 정도로 궁금하면 화두로 삼아 참구하시기를.

뜸으로 몸과 마음을 따뜻하게 한다
- 건강 양생 뜸과 마음 공부

한의학의 건강 양생법 가운데 양생 뜸이 있다. 이는 질병을 치료하거나 증상을 완화하려는 목적보다는 무병 건강 장수를 위한 예방 차원의 헬스케어 기술이다. 그 원리는 인체 표준 건강에 해당하는 상중하 기운 순환의 상태를 원활하게 유지하는 것에 따라서 청상, 통중, 온하의 목적을 달성하는 것이다.

한의학에서는 건강의 상태를 신체의 상중하로 나누어 설명한다. 즉, 상부에 속하는 머리는 서늘하고, 중부에 속하는 가슴은 기운이 잘 소통하고, 하부의 복부와 발은 따뜻한 것이 건강의 지침이라고 본다. 그래서

● 청상, 통중, 온하의 목적 청상, 통중, 온하 중에서 온하가 기본이다. 온하가 이루어지면, 청상과 통중은 자연스럽게 달성된다. 인체는 하나의 생명이기 때문이다.

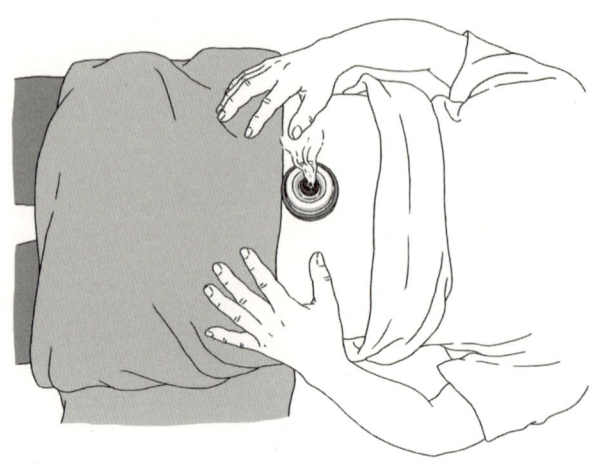

왕뜸을 하는 모습

이를 위한 치료와 건강 양생의 원칙이 바로 청상, 통중, 온하법이다. 한의학계에서는 세상에 많은 치료법과 양생법이 있다고 하여도 이 원칙을 벗어나지 못한다고 여길 정도다. 이 세 가지는 하나로 연결되고, 그 가운데서도 가장 중요한 것이 온하법이다.

청상, 통중, 온하를 달성하는 대표적인 방법이 바로 중완中脘, 신궐神闕, 관원關元의 경혈에 지속적으로 양생 뜸을 뜨는 것이다.˚ 여기에 가슴 전중膻中의 경혈을 추가하기도 한다. 원래 건강 양생 뜸은 인체에 부족한 양기를 보강하는 것이 목적이다. 그 효과를 현대적으로 해석해 본다면,

● 중완, 신궐, 관원 중완은 배꼽과 검상돌기의 중간 부위(배꼽 위 네 치 정도)이고, 신궐은 배꼽이며, 관원은 배꼽에서 3촌(약 5cm) 아래이다. 이들은 청상, 통중, 온하를 이루는 대표적인 양생 경혈 자리이다. 전중은 양 젖꼭지 사이의 정중앙 부위이다.

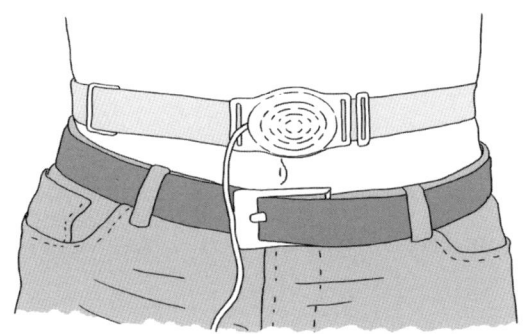

훈제기를 착용한 모습

심부深部 온열요법으로 신체 내부 장기에까지 열기(즉, 양기)를 주입하여 면역력을 증강하는 것으로 해석할 수 있다.

필자는 심부 온열요법 마니아로서, 뜸을 통한 열기 주입법을 맹렬하게 신봉하고 주장하는 편이다. 그래서《동의보감》의 배꼽 훈제薰臍*를 활용하는 방법도 높이 평가한다. 또한 편작구법扁鵲灸法, 황제구법黃帝灸法 등으로 전해지던 전통의 뜸법을 현대적으로 개량한 왕뜸을 귀하게 여긴다. 이는 인체의 중완, 신궐, 관원 뜸법으로서 뜸법 중의 최고 경지이다.

또한 이를 기반으로 더욱 개량 발전한 부뜸이를 활용하는 부뜸요법

* 배꼽 훈제 배꼽에 한약재 가루를 놓고서 그 위에 뜸을 뜨는 방법.

은 독보적인 신기술이다. 이 배꼽 훈제법, 왕뜸, 부뜸요법이 바로 마음공부·명상수행에 큰 도움이 된다.

이런 건강 양생 뜸 방법이 바로 마음공부·명상수행의 보조적인 방법이 될 수 있는 이유는 배꼽과 배꼽 아래의 하단전에 열기를 주입하는 것은 기운 순환의 기본 바탕이 되고, 배꼽 위에 있는 중완에 열기를 주입하는 것은 기운 순환을 잘 이루어지게 하기 때문이다. 하단전에 양기가 충만하고 중단전에 기운이 돌기 시작하면 청상, 통중, 온하의 원리에 의하여 인체 상단전은 저절로 편안하게 평정된다. 이는 마치 조신, 조식을 통해 조심이 성사되는 것과 같은 이치다.

사람이 질병이 들거나 마음이 편안하지 않은 것은 모두 상중하의 청상, 통중, 온하가 제대로 되지 않아서이다. 즉, 상부의 머리는 복잡하고 그래서 열이 난다. 중부의 가슴은 기운이 소통되지 않아서 답답하고 불통 불편하다. 하복부는 원천적 생명력인 생기가 부족해져서 오히려 냉해진다. 이것이 질환 발생에 대한 한의학적 대원칙이다. 감기부터 각종 내과 질환, 우울증, 공황장애 그리고 고혈압, 당뇨병, 중풍, 치매, 암 등이 모두 여기에서 일어나는 것이다. 예외는 없다.

마음이 불편하고 고뇌하는 것도 마찬가지이다. 시원해야 하는 머리는 뜨겁고, 소통해야 하는 가슴은 불통이고, 따뜻해야 하는 복부과 발은 오히려 냉해지므로, 마음이 육체와 마찬가지로 불편해지고 온갖 잡념과 망상이 더욱 일어나는 것이다. 많은 임상 경험과 마음공부·명상수행의 경험이 여기에 대한 근거를 제시하고 있다.

인위적으로 청상, 통중, 온하의 도구와 방법을 동원하면 각종 치료법에 많은 도움을 주듯이, 마음공부·명상수행에도 보조적인 도구가 도움이 된다. 그 중에 가장 핵심적인 것이 하단전의 온하법이다. 몸의 하부인 배꼽과 배꼽 아래(신궐, 관원)에 열기를 주입하면서 편안한 마음을 유지하고 가만히 호흡을 하면 더욱 손쉽게 마음공부·명상수행의 편안한 행복감을 맛볼 수가 있다.

이 열기 주입의 마음공부·명상수행과 관련하여 몇 가지 이야기를 더 하면 먼저, 재료 준비에서 쑥은 3년 이상 묵은 것을 사용하는 것이 좋다. 간혹 나쁜 쑥 재료를 사용하여 가려움 등을 호소하는데, 이는 조금만 조심하면 해결할 수 있다. 그리고 배꼽 훈제법, 왕뜸, 부뜸이는 신체 흔적을 남기지 않는다. 물론 자신이 원한다면, 그리고 특수 목적을 위하여 남길 수도 있지만 말이다. 신체가 정상적으로 건강하다면 뜸을 뜬 지 3일이나 5일 안에 그 흔적이 없어진다. 그래서 걱정할 것이 없다.

또한 사용시 냄새가 문제라고 여기는 사람들이 있다. 그러나 쑥의 향기는 나쁜 사기를 배척하고 정기를 보강하는 작용을 한다. 문제는 불에 탈 때 나오는 쑥 연기이다. 그러나 요즘은 연기를 별도로 흡입하여 제거하는 보조 도구가 마련되어 있어서 문제가 되지 않는다. 문제 해결의 의지만 있다면 해결이 가능하다.

사용상의 불편을 호소하는 분들도 있다. 다소 불편하여도 나름대로 시스템을 구축하여 집안에서 편안하게 뜸을 뜨도록 장치를 마련하면 된다. 뜸을 통한 열기 주입의 마음공부·명상수행은 보조적인 수단으로서 더할 나위 없이 좋은 방법이다.

생활에서 마음공부·명상수행 점검하기

마음공부·명상수행의 실천으로 하루 세 번 이상 마음공부·명상수행 여부를 점검하고 반성하는 방법이 있다. 방법은 간단하나 효과는 확실하다. 문제는 마음공부·명상수행의 기본 이치를 알고서, 꾸준하게 실천하는 것이다.

앞의 제1부에서 이야기한 것처럼 동북아시아의 전통적인 참된 마음공부·명상수행의 이치는 너무나 간단하다. "우리의 주인공인 모습 없는 본성의 마음이 온갖 사물, 물질, 사건 사고 등의 모습을 자유롭게 사용한다"는 것이다. 여기서 이 모습 없는 자성자리, 주인공을 일단 인정해야 공부를 시작할 수 있다.

육체가 전부라고만 여기고 막연하게 살아온 이들은 이 점(모습 없는 마음이 온갖 작용을 한다는 실상)을 수용하기가 어렵다. 또한 본연의 마음을 생각으로만, 관념적이고 추상적으로 인정하는 이들도 문제가 있다. 가령 본연의 마음을 포함하여 인간 정신의 사유활동을 물질의 하위 개념으로 여기는 유물론자, 현대의 물질과학 근본주의자들이 바로 여기에 속한다. 이들은 마음공부·명상수행을 실행하면서 올바른 지도자에게 이에 관한 강의를 무수하게 청강해야 한다.

그리고 마음공부·명상수행을 양 변견邊見에 떨어지는 소승의 모습 공부로 받아들여 어떤 성과물을 추구했던 이들도 이 간단한 이치(모습 없는 마음이 온갖 모습을 굴리는 작용을 하고, 온갖 모습은 진짜가 아니므로 가짜라는 이치)를 받아들이기 어려워 한다. 이들은 기왕에 가진 그릇된 공부의 고정관념에서 벗어나서 정도正道로 가는 길에 일단 입문해야만 올바른 공부가 시작된다. 이를 위해서 먼저 올바른 지도자에게 올바른 말씀을 배워야 한다.

이렇게 마음공부·명상수행의 기본 이치를 알고서야, 생활과 함께하는 실천이 가능하다. 스스로 다음과 같이 속으로 외치면서 점검하는 것이다. "청정광명한 마음자리가 사회생활을 잘 하는가? 잘 하고 있구나(아니면 어떠어떠한 일로 해맑은 마음을 놓쳐 버리고 모습에 떨어졌구나 하고 반성한다)!"라고 하면서, 사회생활과 더불어 마음공부·명상수행을 수시로 점검하는 것이다.

우리의 자성(마음)자리는 어떤 모습이 아니므로 무엇으로도 표현할 수가 없어서, 맑고 깨끗하고 밝은 주인공, 해맑숙한 자리, 밝지도 어둡지도 않은 어떤 놈, 빛깔도 소리도 냄새도 없는 자리, 온 듯하고 간 듯한 자리, 허공성, 무극, 태극, 진리, 도, 절대 무 등등으로 표현하곤 한다.

이 마음자리가 생명 현상을 통하여 항상 변화하여 진짜가 아닌 우리의 몸을 움직이고 사회생활을 하므로, 한편으로는 생활 속에서 늘 본연의 마음이 몸을 잘 활용하면서 온갖 모습의 경계에 물들지 않고 사회생활을 잘 하는가를 체크하는 것이다.

> 청정광명한 자성자리가 생활을 잘 하고 있나?
>
> 밝지도 않고 어둡지도 않은 놈이 이 모습을, 이 몸을 잘 굴리고 있나?
> 그러하다. 잘 굴리고 있다(아니면 어떤 모습에 떨어졌구나 하고 반성한다).
>
> 빛깔도 소리도 냄새도 없는 주인공이 모습을 잘 나타내고 있나?
> 잘 나타내고 있다.
>
> 무극이태극無極而太極을 잘 행하고 있나?
> 그러하다. 잘 굴리고 있다.
>
> 절대 무가 상대성의 유무를 잘 굴리고 있나?
> 그러하다. 잘 굴리고 있다.

위의 여러 가지 점검 내용 중 마음에 드는 어느 하나를 선택하여 생활 속에서 아침, 오전, 오후, 저녁, 밤 등에 수시로 점검하면서 생활하는 것이다. 아침에 눈 뜨면서 해맑은 마음이 모습을 잘 굴리겠다고 다짐하고, 낮 동안에 활동하면서 수시로 점검하고, 밤에 자기 전에 또 스스로 점검하여 반성하는 것을 매일매일 꾸준히 실천하는 것이다.

그리고 또 다른 한편으로는 원래 없는 시간을 내서 마음공부·명상수행하는 자세를 취하여 훈련하는 것이다. 가령 정좌靜坐하여 다음과 같이 속으로 암송하면서 반복한다.

> 청정광명한 자성자리를 체험하자.
> 밝지도 않고 어둡지도 않은 주인공을 한번 알아보자.
> 빛깔도 소리도 냄새도 없는 자리를 경험해 보자.
> 무극이태극을 체험하세.
> 절대 무를 체험하세.
> 허공성을 만나보자

이 중에 마음에 드는 어느 하나를 선택해서 정신을 집중하여 반복적으로 암송하는 것이다. 마음공부·명상수행하는 시간을 주기적·반복적으로 가지면 더욱 좋다.

이와 같이 평소 생활에서 모습에 떨어지지 않고 모습을 잘 활용하고 있는가를 점검하면서, 또 다른 방편으로는 시간을 내서 조용히 앉아 본연의 마음을 한번 체험하자는 훈련을 하는, 이 두 가지 방편을 병행하면서 마음공부·명상수행을 실행하는 것이다. 가정과 직장을 갖고 사회생활을 하는 우리 같은 직장인에게는 상당히 효과적인 공부법이다.

여기서 마음공부·명상수행의 기초 이치에 대한 이해와 수용이 너무나 기본적이고 중요하기에, 다시 한 번 더 강조하여 말하고자 한다. 이런 마음공부·명상수행을 생활 속에서 실천하려면, 먼저 기본적으로 우리의 몸을 포함한 상대적인 모습의 변화가 진짜가 아닌 가짜의 허상이라는 것을 알아야 한다.

생각해 보면, 우리의 몸은 잠시도 쉬지 않고 끊임없이 변화하는 모습으로서, 무엇을 걷어잡고 진짜 우리 자신이라고 할 수가 없다. 지금 이 순간도 신체적으로는 생리적 혹은 병리적인 변화를 계속 일으키고 있다. 그래서 진짜가 아닌, 믿을 수 없는 가짜라고 하는 것이다.

그런데 여기서 중요한 것은 모습이 있는 그대로 가짜라고 알아야 한다는 점이다. 모습이 없어지거나 허무주의, 염세주의, 자포자기의 그런 상태이거나, 진짜 진리는 저기 다른 딴 곳에 별도로 존재하는 그런 것이 아니라는 점을 분명하게 알아야 한다.

그래서 우선 우리의 몸이, 모습이, 형상이, 보는 것이, 듣는 것이, 냄새 맡는 것이, 맛보는 것이, 접촉하는 것이, 우리의 생각이, 판단하는 것이 진짜라고 여기는 잘못된 생각에서 벗어나야 한다.

그리고 또한 그 가짜라는 것에만 틀어박혀도 안 된다. 그것 또한 하나의 모습이기 때문이다. 그 가짜라는 것에만 틀어박혀 꼼짝도 못하면, 그것 역시 적막한 장벽, 상대적인 공空, 무無에 집착하는 관념의 모습에 떨어진 것이다.

그러므로 중요한 것은 모습이, 우리 몸이 진짜가 아닌 가짜라는 것을 잘 알고서 마음껏, 거리낌 없이, 모습에 얽매이지 않고, 즉심卽心의 자연스런 마음으로 몸을 굴려야 하는 것이다. 여기에 바로 사회생활로서의 마음공부·명상수행의 진정한 가치가 있는 것이다.

이렇게 한편으로는 시간을 내서 고요하면서도 또렷또렷하게 마음공부·명상수행을 훈련하면서, 또 다른 한편으로는 사회생활에서 모습 없는 청정한 자성이 모습 있는 몸을 잘 쓰는가를 수시로 점검하면, 그것이 바로 뛰어난 생활 속의 마음공부·명상수행이 된다.

이것이 바로 사회에서 일하고 돈 벌면서, 마음공부·명상수행하는 방법이다. 마음공부·명상수행의 전문가격인 스님, 신부님, 목사님과 같은 입장에서는 하루 종일 늘 집중적으로 마음공부·명상수행을 실행할 수 있지만, 사회생활을 하는 우리 일반인은 입장이 다르기 때문에 사회생활에서 모습을 잘 굴리는 새로운 다른 방편을 마련하여 마음공부·명상수행을 해야 하는 것이다.

東醫寶鑑 제3부

동의보감 속의 마음공부 · 명상수행

제3부는 제1부 길라잡이와 제2부 실천 방법에 대하여 이론적으로 뒷받침해 주는 부분이다. 마음공부에 대한 굳은 신념을 갖도록, 이론적으로 다지자는 의미의 글이다. 마음공부를 사회생활과 함께할 때는 항상 모습에 쉽게 떨어지곤 한다. 그래서 이론적으로도 제대로 무장이 되어 있어야, 모습에 치우치지 않고 제대로 마음공부·명상수행을 할 수 있다. 사회생활에서 어떠한 일이 발생해도 헤쳐나갈 수 있는 마음가짐이 되도록, 생활과 함께하는 마음공부·명상수행의 기틀을 마련하도록 하는 내용이다.

    제3부에서는 마음공부·명상수행에서 늘 거론하는 유무有無, 정기신精氣神의 보양保養과 합일合一, 배유삼관背有三關, 상고천진上古天眞의 염담허무恬憺虛無, 허심합도虛心合道 등의 여러 이론을 다양한 입장에서 다루고 있지만, 이 모두가 공통적으로 바로 우리 본연의 마음을 이야기하고 있다.

    마음공부·명상수행에서 말하는 마음은 고대 중세 동북아시아의 유불선과 동의보감이 다르지 않다. 이 본연의 마음은 텅 비어서 뭐라고 말할 수 없지만 모든 것을 구비하여, 온갖 것이 나오고, 또한 그침이 없다. 모습이 없으면서 온갖 작용을 한다. 모습이 없으므로 있다고 할 수가 없다. 그리고 온갖 작용을 하므로 없다고 할 수도 없다. 그래서 바로 "있다 없다'라는 양 변견을 벗어난 것이 된다. 이 본연의 마음이 바로 절대성이다. 이 마음이 바로 우주 자연의 주인공이며, 우리 모두가 갖추고 있는 자성 자리이기도 하다. 마음공부·명상수행은 이런 사실을 알고 놓치지 않도록 훈련하는 것을 말한다.

참으로 안타깝게도, 우리 모두 생활 속에서 마음공부·명상수행을 행하고 있지만 그런 줄을 모르고 살아가고 있다. 《동의보감》의 마음공부·명상수행 이야기를 통하여, 이런 사실을 이해하고 실천하기를 바라는 마음이다. 그리고 마음공부·명상수행은 저 멀리 있는 어떤 이상향의 이야기가 아니라, 우리 모두가 사회생활과 함께 더불어 할 수 있으며, 사회생활과 함께할 때 더 큰 힘이 생긴다는 것을 알아야 한다.

이 글을 읽는 독자 개개인은 자연친화적이고 생명 본질에 대하여 깊은 성찰을 내포하고 있으며, 고대와 중세 동북아시아의 정신문화 전통을 잇는 한의학의 마음공부·명상수행에 대한 정확한 이치를 알고 공부와 수행을 함으로써, 개인의 행복을 달성할 뿐만 아니라 사회적으로도 소통과 융합의 리더 역할을 하고, 우리가 속한 사회가 당면한 난제들을 해결하며, 나아가 사회 전체가 모습에 집착하지 않는 행복한 사회로 변화 발전하는데 크게 기여할 수 있을 것이다.

수행하는 사람으로서 필자가 바라는 참으로 행복한 사회는 마음공부·명상수행이 보편화되어 많은 사람들이 진정한 행복을 누리는 사회라고 할 수 있는데, 한국사회에서 그것이 가능하리라 생각한다. 《동의보감》의 마음공부·명상수행 이야기가 이런 마음공부·명상수행의 일반화·보편화에 일익을 담당한다면 참으로 흐뭇할 것이다.

선천도
先天圖

선천도는 태허, 일원상과 같은 것으로서,
흔히 둥근 ○으로 그린다.
선천도는 만물 발생의 근본 자리라는 의미이다.
마음공부·명상수행에서 선천, 태허, 일원, 무극 등은
모두 마음자리의 절대성을 말하는 것이다.

한의학과 마음공부·명상수행

한의학에서의 위상과 가치

한의학의 대상은 몸과 마음의 합일로 생명 현상을 발현하는 전일적全一的인 생명체이다. 따라서 한의학의 시작과 끝은 생명의 본질에 대하여 공부하는 마음공부·명상수행과, 건강 장수를 추구하는 양생養生이라고 할 수 있다. 한의학적으로 볼 때 마음공부·명상수행은 생명의 본질을 각성하는 공부이며, 양생은 생명의 본질로부터 나타나는 생명 현상을 이치에 맞도록 자연스럽게 잘 활용하는 것으로 볼 수 있으므로, 의학의 시작과 끝이라고 할 수 있다.

- 전일적인 생명체 인간의 생명체는 몸과 마음이 하나라는 의미로서, 전일적인 생명체라고 한다.
- 양생 한의학의 양생은 예방 의학의 헬스 케어로서, 무병 건강 장수뿐만 아니라 인격 수양까지 포함한다.

한의학은 물심양면으로 나타나는 인간의 생명 현상을 전일적으로 연구 관찰하므로, 몸과 마음의 본질을 공부하는 마음공부·명상수행과 이의 의학적인 활용법인 양생을 매우 심도 있게 취급하고 있다.

음양론陰陽論을 학문적인 연구 방법론의 근거로 여기는 한의학은 인간 생명을 물심양면으로 관찰하는 특성을 갖는다. 이는 유심론唯心論, 유물론唯物論 등의 극단적인 연구 관찰법과는 차이가 있다. 한의학의 중도中道의 생명 현상 연구 자세는 고대와 중세 동북아시아 유불선儒佛仙의 마음공부·명상수행의 기본 입장이 되는 중도와도 통한다.

즉, 음양이라는 상대적인 양변에 떨어지지 않는, 편벽 편중되지 않은 자세에서 오히려 음양의 양변*을 자유롭게 잘 활용하는 것이 바로 마음공부·명상수행과 양생의 자세이며, 학문과 생활의 자세가 되는 것이다.

마음공부·명상수행과 양생은 마치 동전의 양면과 같다. 마음공부·명상수행은 청정광명한 자성자리를 경험하여 나타내는 공부로서 인생의 참된 의미를 알고 실천 실행하는 것이다. 양생은 몸과 마음을 안전하게 보전하여 인생의 의미를 알게 하는 공부의 여건을 마련한다.

결국 마음공부·명상수행의 목적이 우주 자연의 주인공인 자기 자신의 청정한 본연의 자성자리를 터득하는 것이라면, 양생은 인생의 의미를 알고 자연과 더불어 온전한 삶을 영위하는 것이다. 그래서 마음공부와 양생은 마치 일원적인 음양의 관계와도 같아서 분리할 수 없으며, 인생

* 음양의 양변 변견邊見은 대립되는 측면의 한 면을 말한다. 음양은 변견을 비교하여 인정하는 상대성 논리이다.

의 참뜻을 알아가는 참된 공부가 된다.

　마음공부·명상수행은 변함없는 자성의 주인공이 늘 변화하는 모습, 육체, 물건, 대상, 물질을 자유자재롭게 사용하면서 생활하는 것을 목적으로 한다. 그래서 마음공부·명상수행은 한편으로 세상을 등지거나 사회생활을 소홀히 하는 것도 아니며, 또 다른 한편으로 어떤 신비한 기술이나 유혹적인 현상을 경험하거나 간직하는 것도 아니며, 조용함 속에서 다소간 마음이 편안해졌다고 행복감을 느끼는 등의 '생각 모습'에 떨어지는 편안함의 행복 추구도 아니다.

　현대 한국사회에서 흔히들 기氣, 정신, 마음, 영혼 등을 상업적으로 외치는 영리 기업체들이 일정 기간 동안 마음공부·명상수행을 통하여 다소간 마음의 안정과 평화를 느끼는 '생각으로서의 편안함'을 마치 마음공부·명상수행의 목적인 듯이 주장하고 있다. 또는 미국과 유럽 등의 단계별, 등급별 마음공부, 명상, 기 수련 기법을 역수입하여 '마음공부, 명상을 통한 마음의 행복'을 주장하고 있으나, 이는 모두 상대적인 모습 놀이에 떨어져서 중도의 마음공부·명상수행을 벗어나는 큰 잘못을 범하는 사도의 길이 분명하다.

　또는 어떤 신비한 능력을 추종하거나 육체적인 고행의 수행가들이 하는 특정 행위를 마음공부·명상수행으로 이해하여 따르기도 하는데, 이는 모두 고정관념이라는 모습 범주에 머물러 있는 소승의 차원이다.

　이처럼 수준을 등급짓고, 공부를 한정하고, 생각으로서의 만족과 행복을 본연의 마음으로 오도하고, 신비한 능력을 추종하고, 육체의 고통으로 마음공부·명상수행을 말하는 등등은 모두 모습의 차원에 머무는 것이므로 올바른 마음공부·명상수행이 아니다. 고대와 중세 동북아시아 유불선과 더불어 발전한《동의보감》의 마음공부·명상수행이 이를 교정할 수 있을 것이다.

 마음공부·명상수행은 자기 자신의 드높은 본원의 마음자리인 주인공을 알고서, 육체를 포함하여 온갖 물질, 대상, 모습, 사건 사고 등을 잘 활용하는 것이다. 우주 자연의 주인이 되는 우리 자신의 주인공 자리를 명확하게 알고서, 세상의 온갖 상대적인 모습과 물질을 자유롭게 굴리는 것이다.
 그리고 양생은 정기신의 합일로 이루어진 생명의 본원적인 발생 이치에 맞도록 과학적으로 생활을 꾸려가는 것이다. 육체적인 측면의 정精, 에너지적인 기운 순환의 기氣, 정신 사유활동을 포함하는 영혼의 측면인 신神, 이 세 가지 보물(삼보三寶)로 구성된 생명의 귀중함을 알고 생명 현상을 영위하는 것이다.
 양생은 자연의 삶과 죽음의 순환 이치를 알고, 전일적으로 몸과 마음을 조화롭게 함으로써 자연의 이치에 맞도록 생활하는 것이다. 단순하게 건강 수명의 연장만이 아니라, 상대성으로 순환하여 변화하는 세상 이치를 살피면서 생활을 즐기는 것이다. 그래서 양생은 건강 장수만을 말하는 것이 아니라, 억지스런 욕망에 굴복하여 심신을 망치는 상황을 극복하여 자연의 순환 이치에 맞도록 심신을 자유롭게 잘 굴리는 것이다. 이런 점에서 마음공부를 통하여 망심 없이 '무심無心'하게, 상대적인 차별상의 세계를 살아가는 생활 태도가 바로 양생을 잘 이해하고 실행하는 것이라고 할 수 있다.
 인생의 목적은 우리 자신이 우주 자연의 주인공임을 알고 살아가도록 연습하고 훈련하는 것이다. 지구와 태양과 달이 주인공인 나를 위하여 존재한다는 것을 알아야 한다. 우리 각자가 가지고 있는 본연의 자리가 바로 생명의 본질이며, 이 생명의 본질을 위하여 우주 자연이 발생하고 진화하는 것이다.

이런 인생의 공부를 고대와 중세 동북아시아에서는 수양, 수행, 수련이라고 한다.* 역사적으로 한의학을 연구하는 많은 의사들이 마음공부·명상수행과 양생을 함께 실천 실행하였다. 이는 중국 청대淸代 명의인 장남章楠 선생이 책 이름을 《의문방할醫門棒喝》이라고 할 정도로, 의료생활과 양생, 마음공부를 매우 밀접하게 취급한 점에서도 잘 알 수 있다.

《의문방할》의 방棒은 방망이, 할喝은 고함으로서, 잡념 망상과 수마를 일거에 사라지게 하는 도구이면서 방법을 말한다. 훌륭한 스승의 뛰어난 마음공부·명상수행 교육 방법이다. 마음공부·명상수행의 핵심은 여러 가지 잡념과 헛된 망상을 하지 않는 것인데, 이것이 쉽지 않다. 그래서 마음공부가 무르익은 제자를 위하여 갑자기 방이나 할을 가하여, 어떤 잡념과 망상도 없도록 유도하는 마음공부·명상수행의 지도 방법인 것이다. 그 유래는 중국의 선종에서 비롯하였다. 태어나서 죽는 순간까지 끊임없이 줄기차게 일어나는 쓸데없는 잡념 망상을 없애고, 더 이상 일어나지 않도록 하는 방법으로 방, 할이 최고라는 것이다. 이 방법의 공부가 되는 이치를 제대로 알면 그 활용은 무궁하다고 본다.

● 수양, 수행, 수련 수양은 좀 더 유가적이고 수행은 불가적이며 수련은 도가적이지만, 결국 마음공부·명상수행을 말하는 점은 같다.

한의학과 유불선 문화

한의학의 마음공부·명상수행을 이해하기 위해서는 유불선과의 관련 내용을 아는 것이 많은 도움을 준다. 역사적으로 한의학은 고대와 중세 동북아시아의 유불선 문화와 그 궤적을 같이하고 있기 때문이다. 현대 의학이 현대 물질과학문명의 결과물로서 다양한 혜택을 누리고 있는 것처럼, 한의학도 동양의 고대와 중세 유불선 정신문화의 결과물로서 다양한 혜택을 받았다. 한의학의 근간을 이루고 있는 마음공부·명상수행과 양생의 이치와 방법들도 모두 고대와 중세 동북아시아의 유불선 문화에서 유래하였다.

도가 먼저 도가道家를 보자. 한의학의 기본 이론을 완성한《황제내경黃帝內經》*은 동북아시아 도교의 철학과 정신을 바탕으로 펼쳐지고 있어서, 한의학은 도교와 더불어 시작하고 발전한 것으로 볼 수 있다. 그래서 도교의 수련과 양생의 이치와 방법이 한의학의 마음공부·명상수행과 양생에 광범위하게 퍼져 있는 것이다.

　허준許浚 선생의《동의보감》도 또한 도교의 이론을 바탕으로 편찬된 것이다. 토납법吐納法, 환단내련법還丹修鍊法 등의 호흡법과 기공운동, 음식 양생법, 자연 순환론 등이 모두 도가의 마음공부·명상수행과 양생의

● 《황제내경》 소문素問과 영추靈樞로 구성된 한의학의 최고 경전이다. 그냥《내경內經》이라고도 한다. 소문은 바탕(소素)을 공부하는 책이라는 말이다. 바탕이 바로 우리의 마음자리이며, 허공성이다. 영추는 영특스런 기둥(마룻대)을 우뚝 세운 것을 말한다. 바로 우리의 마음자리, 우주 자연의 참 이치를 지칭하는 말이다. 이처럼 한의학은 마음공부·명상수행을 근간으로 발전하였다.

이론에서 유래된 도가 한의학의 내용이다. 《동의보감》에서는 이런 내용을 중시하여 이론적인 기틀을 마련했기에, 책의 서두인 〈신형〉편에 마음공부·명상수행의 내용을 집중적으로 서술하고 있을 정도이다.

고대와 중세 동북아시아의 도가는 몸을 바탕으로 몸과 마음을 관찰하고 제어하는 방편을 사용하므로, 그 영향으로 유래한 한의학도 마찬가지로 몸을 기본으로 하여 마음을 관찰하고 제어하는 양생과 마음공부·명상수행법을 중시하고 있다.

중국, 한국, 일본 등의 동북아시아 도가 수련은 육체를 기본으로 하여 마음과 허공성을 지향하여 나아가는 특성이 있다. 이것이 다른 지역의 마음공부·명상수행법 훈련과의 차이점이기도 하다. 즉, 인체 삼보인 정기신에서 정을 바탕으로 기를, 기를 바탕으로 신을, 신을 바탕으로 허공성인 자성에 합일하는 것이다.

간혹 도가 수련의 궁극적인 목적인 '허공으로의 합일'을 완전하게 이해 못한 부류들이 저차원의 모습에만 떨어져서 다양한 신통술 같은 도술을 부리는 것을 수행의 목적으로 주장하기도 하였다. 신통술 등의 도술은 하나의 기술이다. 비행기, 잠수함, 텔레비전, 스마트폰 등의 제작 운영 기술과 같은 차원의 기술이다. 마음공부·명상수행은 이러한 기술의 터득을 목적으로 하지 않는다. 이런 점에서 소승의 모습에 떨어진 도가의 일부 부류는 문제가 아주 많다고 본다.

• **허공으로의 합일** 동북아시아 도가에서는 자성의 마음자리와 우주 허공을 하나로 여긴다. 마음자리나 허공성이나, 주인공으로서 온갖 것을 만들고 온갖 일을 하므로 그렇게 보는 것이다.

역사적으로 이런 일부 부류의 폐단이 사회적인 물의를 빚기도 하였지만, 도가의 마음공부·명상수행의 정도正道는 인체를 물심양면으로 관찰하여 신형일여神形一如˙의 대상체로 보는 한의학의 독특한 철학을 탄생시킬 정도로 유무有無, 물심物心, 음양, 도덕, 허공, 무극, 자연도自然道에 정통하고 뛰어난 마음공부·명상수행의 이론과 방법이었다.

불가 다음으로 불가佛家를 보자.《동의보감》에는 불가의 마음수행과 양생이치도 서술되어 있다. 동북아시아에서 자체적으로 발생하였으며 몸을 바탕으로 하여 마음으로 나아가는 도교와는 달리, 인도에서 수입된 불교는 곧바로 마음을 중시하는 마음공부·명상수행과 양생의 방편을 펼친다.

이를 정기신론으로 풀이하면, 신神 중심으로 직입直入하는 방법인 것이다. 즉, 정기신의 단계적인 수순을 밟아 가는 도가의 호흡 수련과는 달리 단계적인 순서를 넘어 직입하는 화두 참선은 이론과 방법에서 차이가 있다. 특히 달마대사 이후의 불교에서 유래하여, 일반적으로 도교와 융합하여 발전하였다고 말해지는 선불교禪佛教가 그러하다.

선종의 역사적 변천사가 어떤 평가를 받던지 간에, 불가의 마음공부·명상수행과 양생은 고대와 중세 동북아시아 문화의 발전을 주도하였다. 이런 사회적인 배경에서 한의학의 마음공부·명상수행과 양생도 큰 영향을 받은 것이다.

불가의 마음공부·명상수행의 정수를 이해하지 못하는 이들이 간혹

• 신형일여 생명체의 정신(신神, 영혼)과 육체(신형身形)는 하나라는 입장을 말한다. 도가는 전통적으로 육체를 바탕으로한 정신수련을 통하여, 우주 허공성에 합일하는 것을 추구한다.《동의보감》의 인생관, 생명관이기도 하다.

허무나 염세로 흘러서 불교를 오해하기도 하고, 혹자는 불교를 허무주의, 염세주의 등으로 비하하거나 혐오하기도 한다. 이는 모두 올바른 마음공부·명상수행의 지도자로부터 안내를 받지 못한 결과이다. 불가의 마음공부·명상수행은 '모습 없는' 주인공 마음자리를 잘 알아서, 진짜가 아닌 가짜인 '모습 있는' 육신, 물질, 대상, 사건 사고를 마음껏 굴리자는 것이다.

또 불가의 마음공부·명상수행을 잘못 이해하는 어떤 부류들은 '모습'에 떨어져서 복을 바라는 기복으로 흐르는 문제점이 있다. 이런 불가의 문제는 '모습 없는' 주인공 자성자리에 관한 인식 부족과 오해로부터 비롯한다. '모습 없는' 주인공에 대한 마음공부·명상수행의 바른 이해와 다르게, 생활 속의 다양한 모습을 추구하는 소승의 불교는 더 이상 자리를 잡지 말아야 한다.

마음공부·명상수행의 이치와 방편에서 불가적인 내용이 매우 폭이 넓고 내용이 풍부한 것이 사실이다. 유불선을 세밀하게 살펴보면, 모습 있는 유루$_{有漏}$에 관심 있는 소승불교와 마찬가지로, 유가의 수양과 도가의 수련도 비록 본연의 마음이 절대적인 무$_{無}$라고 주장하면서도, 그 일면은 물질적인 모습 차원의 상대적인 결과물인 그 어떤 모습 있는 성과를 탐하기도 한다.

그러나 대승불교에서는 상대적인 모습 놀이를 벗어나서 절대적인 자

● 유루 모습 있는 물질, 대상, 사건 사고, 생각 등은 항상 변하므로 흐르는 유루라고 하며, 모습 없는 본연의 마음은 변할 것이 없으므로 흐르는 것이 없는 무루$_{無漏}$라고 한다.

성의 자리를 휘어잡고서, 다시금 상대적인 모습 놀이를 잘 하자고 분명히 말하고 있다. 그래서 마음공부·명상수행 중인 수행자는 비록 대승의 범부凡夫가 되더라도, 모습 놀이에 떨어지는 소승의 성과를 탐하지 않아야 한다고 공부한다.·

비록 유가, 도가, 불가가 진리, 도, 본연의 마음을 논하고 있지만 신통술 같은 도술, 하늘나라에서의 삶, 옥황상제, 복덕, 정치적·윤리적인(생활 양상으로의) 대인의 삶 등의 모습적인 성과를 추구하는 측면이 있다면, 바로 소승불교에서와 마찬가지로 물질, 모습, 대상, 사건 사고에 집착하는 이승二乘 도리가 되는 것이다. 이는 본연의 마음, 자성을 확연히 터득하여 모습을 자유롭게 굴리는 일승一乘인 대승의 참맛을 보지 못하였기 때문이기도 하다. 이런 점에서 대승불교의 마음공부·명상수행이 한국 사회에 시사하는 바는 크다고 하겠다.

이러한 점은 또한 한의학에도 시사하는 바가 크다. 물질적인 모습에 전혀 어둡지 않아서, 매昧·· 하지 않는 대승의 마음공부·명상수행 이야기가 《동의보감》에 잘 나타나 있지만, 그동안 한의계는 이에 집중하지 못한 아쉬움이 있다.

유가 다음으로 유가儒家를 보자. 고대 동북아시아에서 유가는 한의학의

· 대승과 소승 사회에서 보통 소승은 개인의 수행을 목적으로 하는 것을, 대승은 중생과 더불어 함께 하는 것을 말한다. 마음공부·명상수행에서 말하는 대승은 모습에 집착하지 않고, 집착하지 않는다는 생각조차도 없는 것을 말하며, 소승은 모습에 떨어져서 변견에 집착하는 것을 말한다. 그래서 마음공부는 당연히 대승을 지향한다.
·· 매昧 어둡고 어리석음을 말한다. 모습에 집착하는 것이 어둡고 어리석다는 것이다.

마음공부·명상수행과 양생에 대한 영향이 상대적으로 미미하였다고 한다. 도가는 현대의 자연과학처럼 자연을 관찰하고 수련하여 그 결과를 인간 생명과 사회생활에 대비하여 적용하고 잘 활용하는 것을 주장하였다. 그리고 불가는 인간 심리 내면에 대한 본질적인 관찰로 마음공부를 바탕으로 하는 인문학적인 내용을 주장한 반면, 유가의 관심은 현대의 사회과학처럼 주로 인간 사회생활의 규범을 탐구하는 것이었기 때문에 의학적인 영향이 상대적으로 미미하였다고 여기는 것이다.

그래도 한의학의 다양한 내용에서 유가의 영향을 많이 받은 부분이 바로 마음공부·명상수행과 양생 분야이다. 그 이유는 인간 심성의 관찰을 근간으로 하는 유가의 인간 경영의 리더십 관점에서 많은 도움을 받을 수 있었기 때문이다.

현대 젊은 청년들이 꺼린다고 하는 인의예지仁義禮智는 마음공부·명상수행을 통하여 잘 이해할 수 있다. 청년들이 흔히 생각하듯 인의예지는 인간을 규제하려는 억지 윤리나 규범이 아니다. 선현들이 마음공부·명상수행에서 느낀 점을 바탕으로 인간과 사회에 대한 희망과 사랑의 정신으로 만든 인간 사회의 규칙이다.

즉, 인의예지는 바로 '함께하여 더불어 살아가는 배려와 사랑(인仁)'이고, '정확하게 판단하여 올바르게 실천하고 그 결과에 승복하는 정의로움(의義)'이고, 또한 '인간 사회의 질서와 순서(예禮)'이며, '생명과 사

• 유가의 사회과학적인 제어 기술도 역시 마음공부·명상수행의 결과물이다. 현대인은 이런 유가의 내용은 모르고 겉으로 나타난 예의범절 같은 형식만 알고 있다. 유가의 인의 도덕 수양, 도가의 정기신 수련, 불가의 마음수행은 모두 하나의 근본 자리를 공부하는 것이지만, 그 활용처가 다르게 나타난 것이다.

회를 유지하도록 시시비비를 가리는 현명한 지혜(지智)'를 말하는 것이다. 인간 생명 유지와 사회생활의 필수 구성요소를 말하고 있는 것이다.

여기서 '예'를 좀 더 살펴보자. 예의를 이야기하면, 구태의연한 어떤 규범이나 억제 등으로 받아들이거나, 가부장적인 고정관념으로 이해하여 거부하는 젊은 층들이 많다. 이들은 선생님과 어른을 존경하는 마음도 없이 겉으로 인사만 하는 경우나, 존댓말을 해야 하는 경우 등등에서 예의를 생각하곤 한다. 그러나 이는 모두 예의의 본질에 대한 이해 부족으로 형식에만 떨어진 데서 나온 현상이다.

예의의 본질은 질서이다. 인간 사회에서는 서로 편리하게 살아가기 위하여 질서가 필요하다. 그래서 사회가 복잡하면 할수록 질서도 복잡해진다. 어른과 선생에 대한 인사는 예의의 한 가지 형식에 불과한 것이다. 마음으로 사회 질서와 순서를 잘 이해하게 되면, 인사는 교육하지 않아도 저절로 하게 된다. 단지 그 방식이 지역, 인종, 시대에 따라 다를 수는 있다.

이처럼 예의를 형식으로 이해한 사례가 현대에만 있는 것은 아니다. 조선시대가 쇠락한 원인의 하나가 바로 유교의 경직된 형식적 이해가 가져온 폐단이라고 볼 수 있다. 지나치게 형식에만 치우친 조선의 유교는 조선 사회를 전체적으로 경직, 폐쇄, 불통, 형식주의 사회로 만들어 버렸다. 여기서 우리는 어떤 '주의主義'의 형식에 과도하게 편중되어 고정되

● 인의예지 인仁은 인자함, 베품, 사랑으로서, 새로운 생명이 탄생하고, 한 해가 시작하는 발생의 봄철에 비유한다. 의義는 의로움으로 잘잘못을 판단하고, 알찬 결실과 속빈 쭉쟁이를 가린다. 그래서 억제하는 가을의 수확과 낙엽 지는 현상에 비유한다. 예禮는 사회의 질서, 규범 등으로 사회가 번창할수록 더욱 복잡하게 된다. 추진력이 강한 여름철의 무성한 상태에 비유한다. 지智는 지혜로서 저장하여 보관 응축되어야, 어떤 계기를 만나 잘 펼쳐지므로 침정하는 겨울에 비견한 것이다. 이처럼 인의예지를 사계절에 비유하는 것은 인간 사회와 자연이 하나의 이치라는 입장이다.

면, 국가가 망할 수도 있다는 좋은 사례를 살펴볼 수 있으며, 동시에 마음공부·명상수행이 사회를 유연, 소통, 대통합, 스마트한 쪽으로 이끈다는 것을 알 수 있다.

다시 예의로 돌아가서 좀 더 살펴보도록 하자. 만약 세상에 한 사람만 있다면 '예'는 필요하지 않을 것이다. 두 사람이 있다면, 두 사람 만큼의 규칙이 필요하다. 100명의 사람이 있다면, 100명의 사람에 해당하는 규칙이 필요하다. 이처럼 사람과 사람이 만나서 모일수록 필요한 어떤 질서가 생기는 것이고, 또한 반드시 필요하다. 사회가 복잡하면 복잡할수록 더 그에 맞는 질서가 필요한 것이다. 이런 질서가 바로 '예'인 것이다. 얼마 전 어떤 광고에서 "질서는 편한 것입니다"라는 문구가 좋은 인상을 준 적이 있었다. 바로 이처럼 질서는 인간 사회의 편리를 위하여 중요한 요소이다.

어른과 선생에게 하는 인사만이 아니라 교통 신호등, 표를 기다리는 순서, 좌우 왕복, 먹고 배설하는 것, 들이쉬고 내쉬는 호흡, 상관과 부하, 부모와 자식, 선배와 후배, 1등과 꼴찌, 봄 여름 가을 겨울의 사계절 등등으로 이 모든 것이 바로 자연과 인간 사회의 질서로 이루어지는 현상이다.

그래서 동북아시아의 자연순환 철학인 오행론에서는 '예'를 여름철의 화火 기운에 배당한다. 사계절에서 가장 번창한 여름철의 중요한 구성요소가 바로 질서라는 것이다. 이 얼마나 현명한 우리 조상들의 지혜와 관찰인가. 결국 인의예지는 인간의 본성, 인간 사회 형성과 운영의 특성과 구성요소를 네 가지 형태로 정리한 것이다.

사상체질과 마음공부·명상수행

유교의 이치로 만들어진 한의학의 마음공부·명상수행이 체질별로 구체성을 가지고 등장한 것은 바로 동무 이제마 선생의 사상체질론四象體質論이다. 사상체질 의학이 이 땅에서 탄생한 것은 유교 성리학의 기초가 있었기에 가능하였다. 조선 500년 유교 성리학의 논쟁과 연구를 바탕으로 하고, 이의 극복을 통하여 동무 선생의 사상체질론이 탄생하게 되었다고 볼 수 있다.

고대와 중세 동북아시아에서는 유의儒醫라고 하여 유가 철학과 정신을 바탕으로 의료 행위를 하는 부류가 있었지만, 이는 사회적 신분 계층이 사대부라는 것이지, 유가 철학을 바탕으로 하는 의료 체계를 말하는 것은 아니었다. 또 한의학의 전문 서적인《의학입문醫學入門》등에 보면 명의로서 유의가 등장하나, 이는 사회적 신분 계급이 유학자라는 것이지 유학을 바탕으로 한의학의 이론을 펼쳤다고 보기에는 부족한 면이 있다.

따라서 유교 철학의 바탕에서 학문적으로 유가 한의학을 창시한 분은 동무 이제마 선생이며, 그의 저술인《동의수세보원東醫壽世保元》에서 그 기반이 구축되었다. 그래서 사상체질 의학이 가장 중시하는 것은 한약, 침구 등의 의료 기술이 아니고, 심성론적인 유교 수양인 마음공부·명상수행을 통한 체질 개선이다. 이런 점은 동무 이제마 선생의 여러 주장에서 쉽게 알 수 있다.

사상적四象的으로 편중 편벽된 마음의 작용이 일어나서, 이 기운의 흐름으로 간장, 비장, 폐장, 신장 등 사장四臟*의 대소에 차이가 나게 되고, 이로 인하여 체질적으로 태양인, 태음인, 소양인, 소음인 등 네 가지 유형의 체질이 나타나는 것이다. 바로 성정性情**의 발현 양상이 사상체질별로 다르다는 것이다. 이 성정의 발현 양상이 신체의 모습과 행동의 버릇에 작용하고, 그 결과 신체 형태와 버릇이 어떤 패턴으로 나타난다. 즉, 우리의 내면적인 성정의 발현으로 인하여 인체 기운이 작용하는 체질별 차이를 만들고, 그 결과로 사상체질을 구성하는 것이다.

따라서 사상체질 형성의 가장 중요한 요소는 바로 우리 성정의 작용이며, 성품과 감정 발현의 차이가 생체 기운의 흐름에 따른 장부臟腑의 편중성을 일으키고, 이 장부의 대소 강약에 따라 선천적인 불변의 사상체질이 나타나는 것이다.

여기서 중요한 것은 성정의 작용, 기운의 흐름에 의한 사장 대소는 언급하면서, 육부六腑***와 경락의 대소 강약을 전혀 논의하지 않고 있다는 점이다. 그 이유는 《황제내경》에서 이미 서술하고 있듯이, 오장五臟을 생명의 주체적인 특성을 갖춘 장기로 인식하기 때문이다. 오장은 우주 자연의 오행 기운을 인체에서 대변하는 장기로서 다섯 가지 특징적인 현상을 발현하는 생명의 주체이므로, 선천 불변의 체질적인 속성을 논의하는 자리에서 언급할 수 있는 가치가 있다는 것이다.

* 사장 오장에서 심장을 제외한 나머지 폐장, 비장, 간장, 신장의 네 개 장기를 말한다. 심장은 성정을 담당하는 중앙의 센터이므로 대소 비교에서 제외한 것이다.
** 성정 우리의 성품과 감정을 말한다.
*** 육부 담낭, 위장, 소장, 대장, 방광, 삼초를 말한다. 삼초는 인체의 전반적인 기능을 총체적으로 관리하는 것을 말한다.

그러나 육부와 경락은《황제내경》에서 설명하고 있듯이, 허실虛實이 교대하고 기운 순환의 현상을 나타내는 장기臟器로서 단지 오장을 보필하는 존재로 타고났으며, 구조적인 불변의 가치와 위상에는 부적합하고, 탄생 이후 후천적으로 가변하는 가치와 위상에 적합하다는 것이다.

《황제내경》《동의보감》《동의수세보원》의 분명한 관찰과 설명이 있음에도 불구하고, 선천 불변의 영역과 후천 가변의 영역을 인식하지 못하는 것은 세밀하고 분석적인 연구 관찰의 입장이 부족한 것으로서, 한의계의 발전에 장애가 아닐 수 없다. 그래서 체질론을 논하는 입장에서는 반드시 선천 불변의 체질인가, 후천 가변의 체질인가를 밝히고 논의하는 입장이 필요하다. 최근에 여러 체질론이 등장하고 있는데, 그 학파의 우수한 임상적인 효과에도 불구하고 기초적인 서술이 명료해야 한다고 본다.

한편, 출생 이후에는 다시금 장부의 대소 강약에 따른 생체 기운의 흐름에 편벽성이 나타나고, 그 편벽성이 역으로 장부의 대소 강약을 후천적으로 또 다시 제한 압박하여 타고난 체질적인 편중성을 더욱 가중하기 때문에, 사상체질에 따른 특유의 성질, 형태, 버릇, 평소의 불편한 증상, 병증 등이 나타나는 것이다.

이처럼 생체 기운의 흐름은 선천 유전과 후천 생활에 겹쳐서 작용하며, 이 선천과 후천의 중복적인 제약과 편벽은 질병의 병증, 취미, 버릇, 형태 등을 더욱더 편중 심화시키므로, 이를 교정 극복하고자 하는 마음

• 육부는 음식 소화, 영양 흡수, 배설에 따라 시간적으로 허실을 반복한다. 경락도 기운 순환에 따라 허실을 교대한다. 그러나 오장은 인체의 정기신을 저장하므로 항상 충실하다.

공부·명상수행 등의 수양과 교육도 그만큼 어려워진다.

한의학의 마음공부·명상수행의 입장에서 보면, 교육은 바로 '선천과 후천의 한계성'을 후천적인 가능성으로 전환하는 방법론인 것이다. 교육의 노력과 극복이 위대한 이유가 여기에 있다. 선천적인 편중성과 후천적인 악화 과정에 따른 사상체질의 편벽성을 후천적으로 극복하기 위하여, 사상체질 의학에서는 체질별로 차별화된 마음공부·명상수행, 또는 양생의 교육을 주장한다.

동무 선생의 개체 생리 병리론에 대하여, 근대 한국에서 최고의 한의학자로 평가받는 현곡玄谷 윤길영尹吉榮 선생이 일찍이 규명하였듯이, 한의학의 전통적인 변증시치辨證施治˙ 이론이 일반 체질론이라면, 사상체질 이론은 하나의 유형 체질론이다. 따라서 개체 생리 병리적인 입장에서 보면 동무 선생의 사상체질론은 고대와 중세 동북아시아의 일반적이고 보편적인 마음공부, 수양의 내용을 사상 유형 체질별 맞춤형 마음공부, 수양의 내용으로 전환한 것으로 볼 수 있다.

즉, 사상체질별로 개인의 차이를 인정하고 이의 극복을 위하여 후천적으로 실천할 수 있는 고효율적인 마음공부·명상수행, 양생의 방편을 주장한 것이라고 이해하면 된다. 결국 사상체질론의 마음공부, 수양은 개개인의 사상 유형 체질적인 특수성을 감안하여 연구 개발한 고효율적인 마음공부, 수양론이라고도 할 수 있다.

• 변증시치 환자 개개인의 개체 특성 요인(체질)에 따라서 발생하는 병증에 의거하여 질병을 치료하는 시스템이다. 한의 임상의 특이성이기도 하다.

그래서 만약,《동의보감》의 마음공부·명상수행과《동의수세보원》의 마음공부·명상수행이 결합한다면, 더욱 빛나는 성과를 볼 수 있을 것이다.

있음과 없음,
유有와 무無

유有는 무無에서 생겨나고, 육체는 신神이 있어야 존재할 수 있으며, 생生은 정기신精氣神이 하나인 상태이고, 죽으면 서로 흩어지는 것이 자연스런 이치다.

―《동의보감》〈신형〉편 '보양정기신保養精氣神'

《동의보감》에서 마음공부·명상수행에 관한 내용은 한의학 이론 체계의 기틀이 되므로, 가장 앞부분의 〈신형〉편에 집중해서 나타난다.

먼저 유와 무에 대하여 살펴보자. 보통 유무는 상대적인 개념으로 어떤 것이 '있다', '없다'를 말한다. 이는 물질, 현상, 사건 사고 등의 모습

● 이 책에 실린《동의보감》번역문은《대역 동의보》(동의보감국역위원회. 1999년)에서 인용했다. 다만, 몇 가지 표기는 수정했다.

차원에서 말하는 유무이다. 그러나 "유는 무에서 생겨난다"는 것에서의 무는 상대적인 무가 아니다. 어떤 것이 있다는 '유'에 대하여 어떤 것이 없다는 '무'가 아니라는 말이다.

만약, '유'에 상대되는 '무'라면, 이 무는 유가 있기 때문에 나온 것이 된다. 가령, 볼펜이 하나 있다고 하자. 이것은 볼펜이 있으니까, '유'다. 그러다가 있던 볼펜이 없어졌다. 감추었거나 아니면 다른 곳으로 이동하였다고 해보자. 이런 경우 우리는 볼펜이 없다는 뜻으로 '무'라고 말할 수 있다. 이런 무는 유에 상대하는 무이다. 있다가 없어진 것으로의 무이다. 바로 모습과 물질 차원에서 이해하고 인식하는 무이다. 그런데《동의보감》의 보양정기신에서 말하는 무는 상대적인 모습의 무가 아니다. 모습의 상대적인 무는 단지 유의 다른 한편의 이름인 것이다.

올바른 마음공부·명상수행을 하지 않는 사람들은 모습의 상대적인 방식으로 무를 생각할 수밖에 없다. 무에 대한 다른 방식의 접근과 이해는 전혀 생각하지 못한다. 그 이유가 무엇일까?

답은 간단하다. 우리는 평생을 물질, 모습에 떨어져서 살아왔기 때문이다. 우리의 육체, 먹는 음식과 내가 입는 옷, 사는 집과 경제적인 부유함, 우리의 사회와 국가, 문화적인 품격 등은 모두 물질과 모습 차원의 항목이다. 이런 것들로 인하여 우리가 일으키는 생각도 하나의 모습(형상)이 된다. 우리는 흔히 우리의 생각이 주체적인 것이라고 여기지만, 우리의 생각은 본연의 마음이 어떤 환경의 자극에 대하여 한 생각을 일으킨 것으로, 물질로부터 자유로울 수 없는 모습의 범주에 속하는 것이다. 생각이나 물질이나 하나의 형상으로서, 늘 변화하므로 진짜가 아니다.

그래서 마음공부·명상수행에서는 주변 환경의 물리 화학적인 자극과 이에 대한 우리의 생각을 어떤 모습의 범주로 간주한다. 우리가 살아가는 매 순간 우리는 어떤 물질, 모습에 집착하여 지낸다.

그래서 우리는 마음공부·명상수행의 시에 나오는 "배고프면 먹고, 졸리면 자고" 하는 것처럼 자연 상태로서 절대 행복을 느끼지 못하고, 배가 고파 음식을 먹으면서도 다른 생각을 하고, 피곤하여 자면서도 잡념을 일으켜서 꿈을 꾼다. 심지어 죽는 순간에도 한恨을 품고 죽곤 한다. 죽음의 순간에 품는 한도 어떤 모습과 물질에 속하는 집착인 것은 물론이다. 이렇게 우리는 태어나서 죽는 날까지 물질과 모습을 벗어나지 못하고 지내는 형편이다. 과연 우리가 모습에서 벗어나 지내는 시간이 얼마나 되겠는가!

그러면 《동의보감》에서 말하는, "유는 무에서 생겨나"라는 내용에서 무란 무엇일까? 여기서 무는 '절대 무'로 받아들여야 한다. 절대 무를 말로 표현해 보자면, 있는 것도 아니고 없는 것도 아닌 것이다. 유도 아니고, 무도 아닌 것이다. 있는 것도 벗어나고, 없는 것도 벗어난 것이다.

절대 무는 모습이 있는가 하면, 모습이 없다. 그래서 '유(있음)가 아니다'라고 할 수 있다. 그러나 그 없는 것에서 만사 만물이 생겨나고 온갖 일들이 벌어진다. 엄청난 작용을 한다. 그래서 '무(없음)가 아니다'라고도 할 수 있다.

이 절대 무에서 상대적인 유와 무라고 할 수 있는 모습적인 상태가 나오는 것이다. 유도 아니고 무도 아닌, 이름하여 '절대 무'는 평생을 물질, 모습에 집착하여 살아온 우리 일반인이 받아들이기는 상당히 어렵다. 현대인만 그런 것이 아니라 고대로부터 절대 무는 늘 어려운 문제였다. 고대와 중세 동북아시아 우리 선조들의 어떤 부류도 받아들이기 어려워하였다. 그래서 절대의 무에 대하여 고대로부터 말들이 많다. 노자와 공자의 제자들이, 그리고 소승과 대승불교에서, 조선의 유가 선비들이, 선종과 교종 수행자들이 많은 논쟁을 벌였고, 지금도 이어지고 있다.

그러나 이런 논쟁은 오직 진실로 마음공부·명상수행을 실행 실천하는 사람만이 할 수 있으며, 이로부터 진정한 뜻을 체득할 수 있다. 그냥 입으로 말만 하거나 머리로만 인식하는 부류는 절대 근접할 수가 없다. 말로만, 글로만, 머리로만 하는 데는 분명한 한계가 있는 것이 바로 모습 없는 절대의 무에 대한 마음공부이다. 마음공부·명상수행은 글과 말과 머리를 넘어서서 온몸과 마음으로 실행 실천하는 것 외에는 다른 방법이 없다.

다시 한 번, 그러면 여기서 말하는 '절대 무'가 도대체 무엇일까? 좀 더 이야기해 보자. 일찍이 노자는 이를 두고서, "절대 무(진리)를 무엇이라 규정하면 이는 절대 무(진리)가 아니다"라고 했다. 어떤 규정을 하여 이름(명칭)을 내리게 되면, 이 이름은 가짜 이름(명칭)이라고 하였다. 도대체 노자의 이 말씀은 무슨 뜻일까?

생각해 보자. 진리가 있다면 그 진리의 모양새는 어떠할까? 색깔은 어떠할까? 만약 진리가 어떤 특정의 모양, 색상, 지역, 이념, 종교, 철학, 이론, 기술, 문화, 종족, 생명, 성별을 가진다면 이는 그 특정한 모습의, 모습에 의한, 모습을 위한 죽은 진리가 되는 것이다. 그래서 어떤 규정이나 단정을 하지 않는 것이 진리에 가까우며, 만약 규정과 확정의 고정관념으로부터 완전히 벗어나면 진리를 터득하게 되는 것이다.

모습 아닌 텅 빈 허공, 허공성은 무어라 규정할 수 없다. 모습이 있어야 무슨 표현을 할 것인데, 걷어잡을 수 없는 절대 무는 어떠한 표현으로도 적절하지 않다. 그런데도 이 절대 무에서 상대적인 모든 것이 나오는 것이다. 상대적인 무도 나오고, 상대적인 유도 나오는 것이다. 《동의보감》은 이것을 말하고 있다. 그래서 이런 내용을 잘 아는 노자가 후학들을 위하여, 스스로 억지로 절대 무를 말씀하신 것이다. 노자가 말씀하신 무를 물질, 모습의 상대적인 차원으로 이해하거나 절대의 의미로 받아들이지 못해 신비해하거나 미신으로 오해한 잘못이 또한 참으로 많았다.

이 모습 없는, 그래서 뭐라 규정하지 못하는 절대 무에서 온갖 것들이 생겨나므로, 노자는 도(절대 무)를 만물의 어머니라고 하였다. 뭐라고 규정하지 못하는 텅 빈 무(절대 무)에서 온갖 것들이 나오므로 만물의 어머니라는 것이다. 이 만물의 어머니는 모습으로 접근할 수가 없다. 만물이 생겨나고 사그라지는 절대의 무(허공성)는 오직 마음공부·명상수행을 통하여 알게 되는 것이다.

이런 내용을 중국 송대에서는 유불선을 나름대로 융합하면서 학문적·체계적으로 표현하여, 제법 멋있게 '무극이태극'이라 하였다. 구분하여 설명하면, 무극은 '절대 무'를 말하는 도가 편중의 용어이고, 태극은 '이 세상이 상대성이고 이 상대성이 바로 진리'라는 유가 편중의 용어이다. 이 둘을 융합하여 '무극이태극'이라 하였으니, 얼마나 말들이 많았겠는가.

그런데 무극이태극은 유불선 이론과 주장을 떠나서 마음공부·명상수행을 하는 자만이 알 수 있는 내용이다. 이를 굳이 말하자면, 절대 무에서 상대 유무가 나오고, 이 절대 무가 바로 상대 유무하고 전혀 다른 어떤 것이 아니라는 말이다.

아침에 도를 알면 저녁에 죽어도 좋다

공자는 "아침에 도(진리, 절대 무)를 알면, 저녁에 죽어도 좋다"고 하였다. 그리고 죽음이 궁금해서 묻는 제자의 답변에, "삶도 모르는데 죽음에 관심을 두지 말라"고 하셨다. 공자께서 목숨까지도 버릴 수 있다고 말씀하신 '도'는 과연 무엇일까? 공자께서 죽음을 모른다, 관심 없다고 했는데 이 또한 무엇을 말하는 것일까?

절대 무를 알면 인생의 의미와 가치를 제대로 알고 살아가는 것이 된다. 그래서 생사에 연연하지 않게 되어 저녁에 죽어도 좋은 것이다. 어디 저녁뿐이랴. 아침에 알아서 아침에 죽어도 좋고, 평생 건강 장수해서 120세를 살아도 좋고, 골병들어 죽어도 좋다. 무엇이 문제가 되겠는가 말이다.

그래서 기왕에 태어났으니, 삶을 잘 굴려서 행복하게 지내다가 죽음을 맞이하자는 것이다. 삶을 잘 알고 살아가니 죽음에도 잘 대처하게 되는 것이다. 만약 상대적인 생사에 떨어져서 생과 사를 맞이하면 고통과 고민과 갈등의 삶과 죽음이 되겠지만, 상대적인 생사의 이치를 알고 절대 무에서 상대적인 생사를 굴리면 행복한 삶과 죽음이 된다.

공자께서는 삶과 죽음이 하나라는 것을 잘 아셨던 것이다. 모습으로만 보면 삶과 죽음은 다르지만, 모습 아닌 입장에서 보면 삶과 죽음은 다르지 않다. 그래서 삶에 충실할 수가 있다.

삶에 충실하면 죽음에도 충실하게 된다. 삶과 죽음이 다른 것이 아니므로 말이다. 그래서 쓸데없이 죽음을 두려워하거나 걱정하는 못난 제자 녀석에게, 쓸데없는 걱정일랑 말고 또한 미신 같은 이상한 것을 추종하지 말고 열심히 삶에 충실하라고 말씀하신 것이다. 죽음과 삶이 다르지 않다는 것을 알고 살아가는 자세, 이보다 더 삶에 충실할 수 있을까!

나의 지난 평생 설법은 모두 가짜다

석가모니 부처는 죽음을 앞두고 평생 말씀하신 설법을 부정하는 듯 "나의 지난 평생 설법은 모두 가짜"라고 말씀하셨다. 이것이 무슨 뜻일까? 그리고 어느 선사의 선시에, "석가도 몰랐는데(드러내지 못했는데), 가섭이 전할 손가!"라고 하였다.

석가모니 스스로 자신의 말씀이 가짜라니, 그리고 그의 법제자인 선사가 감히 석가도 모른다 하니 과연 이것이 무슨 뜻일까? 이는 석가모니께서 말씀하신 진리가 바로 절대 무라는 것이다. 절대 무는 무어라 이름하지 못하고, 규정하여 말하지 못한다는 뜻이다. 그래서 후학들은, 평생 설법하신 말씀에 떨어져서 교조적인 규정을 만드는 등 모습에 매여 있는 짓거리를 행하면 진리에서 멀어지기 쉽다는 뜻의 경구로서 석가모니의 말씀을 이해해야 한다.

그래서 이런 뜻을 가장 올바르게 아는 선사가 감히 전하지 못한다고 한 것이다. 전하지도 못하고, 전할 어떤 것도 없다는 말이다. 만약 전할 어떤 것이 있다면 그리고 또 전할 수 있다면, 그것은 바로 모습에 떨어진 내용이 되고 만다.

　모습에 대한 사항은 전할 어떤 내용이 있고, 또한 전달할 방법도 있다. 만약 모습 아닌 어떤 것을 말하자면, 전할 것도 없고 전할 수도 없게 된다. 이 점을 석가모니와 선사들께서 너무도 명확하게 아셨기에, 후학들을 위하여 올바른 지침을 알려 주신 것이다. 그래도 여전히 이를 두고 모습에 떨어진 엉터리 이야기를 하는 부류가 있다. 이는 모두 마음공부·명상수행을 제대로 하지 않고 머리로만 이해하고 받아들이는 잘못에서 나온 현상이다.

　이 말씀들은 상대적인 모습 놀이에 빠져 있는 사람들은 전혀 이해하지 못하는 절대 무에 대한 내용으로 이루어진 것들이다. 설사 마음공부·명상수행의 전문가라 하여도, 이 내용을 올바르게 알지 못하는 분들이 간혹 있다. 또한 세계적인 석학 중에도 알지 못하는 분들이 있다. 그만큼 받아들이기 어려운 것이다. 모두 모습, 물질에 떨어진 공부와 생활을 하기 때문에 절대 무, 허공, 진리에 대하여 수용하기 어려운 것이다.

　그러나 마음공부·명상수행의 올바른 길로 접어든 이는 이를 쉽게 받아들인다. 상대적인 모습의 유무는 늘 변화하는, 진짜가 아닌, 그래서 가짜라는 것을, 그리고 상대적인 모습의 유무를 벗어나서 모습의 상대적인 유무를 잘 굴리는 것이 바로 다름 아닌 절대의 무를 알고 실행 실천하는 것임을 잘 안다.

　제대로 된 마음공부·명상수행을 하는 자라면, 절대 무, 진리, 무극이 태극 등이 바로 우리의 청정 자성자리이며, 허공성이라는 것을 금세 눈치챘을 것이다. 노자는 이 절대 무의 텅빈 허공성을 알았기에 그렇게 말씀하셨고, 공자는 사회생활에서 절대 무의 허공성을 알고서 상대적인 유무를 잘 굴리는 삶의 자세를 실행하여 그 모범을 보였으며, 석가모니는 그 절대 무의 허공성이 우리 인생과 별리하여 따로 어떤 품격 있는 세상에만 존재하는 어떤 것이 아니라 바로 우리가 항상 사용하고 있는 우리 자신의 청정한 자성자리라는 것을 바로 말씀하셨던 것이다.

이처럼 한의학에서 생명론의 기초가 되는 정기신 이론을 말하면서 먼저 '유와 무'를 논하는 《동의보감》의 태도는, 고대와 중세 동북아시아 마음공부·명상수행의 전통적인 기본 노선을 그대로 잘 따르는 것으로 이해할 수 있다.

정精·기氣·신神의 보양保養

육체는 신神이 있어야 존재할 수 있으며, 생生은 정기신이 하나인 상태이고, 죽으면 서로 흩어지는 것이 자연스런 이치다.

―《동의보감》〈신형〉편 '보양정기신保養精氣神'

이것은 어떤 말씀일까? 생명의 본질은 눈에 보이지도 않고 손으로 만질 수도 없지만, 생명 현상에 절대적으로 작용하는 '신'이라는 생명체의 구성요소가 육체와 생명에너지와 함께해야 생명이 영위된다는 것이다. 생명은 육체적인 차원(정精), 생명에너지적인 차원(기氣), 그리고 정신과 영혼적인 차원(신神)이 함께 작용해야 생명 현상을 발현한다. 그래서 만약 이 정기신의 생명 구성요소가 흩어지면 죽는 것이다.

이런 내용은 현대 물질과학문명이 생명을 이해하는 것과는 방식이 다르다. 물질적 차원의 '정', 에너지 차원의 '기', 정신과 영혼 차원의 '신'을 생명 구성요소의 중요한 의미와 가치로 여기는 입장이다. 물질적인 정을 바탕으로 생명에너지인 기가 순환하고, 이 정기(육체)를 바탕으로 정신과 영혼 차원의 신이 작용하는 것이다. 또한 동시에 이 신은 '절대 무'에 비견되어 모습이 없는 것인데, 모습 있는 정기(육체)를 통솔함으로써 생명 현상을 발현하는 주인공이 된다.

그래서 생명의 구성요소인 정기신을 전일적으로 융합하는 정기신 합일을 위한 '정기신 보양 방법'이 마음공부·명상수행의 기초가 된다. 신체적으로 척추를 중심으로 균형을 이루어 건강한 상태를 만들고, 날숨과 들숨을 고르게 하여 호흡을 조절하고, 이를 바탕으로 잡념 망상이 없는 평정심을 유지하는 상태를 이루는 것이다.

이러한 정기신 보양의 훈련 과정을 통해 정기신이 합일하는 순일한 상태를 경험하여 체득하는 것이다. 이를 《동의보감》에서는 정기신 합일, 허심합도虛心合道의 상태라고 한다. 바로 모습 없는 본연의 마음을 체득하는 것이다.

이와 같은 정기신 합일 차원에서 생명과 자연을 전일적으로 이해하는 마음공부·명상수행은 인생, 생활, 학문, 자연, 산업을 따로 여기지 않고 함께 더불어 연구하는 입장을 가진다. 이는 학문하는 입장에서 보면, 고대와 중세 동북아시아의 연구 방법론과 동일하다. 문헌을 통한 이론학습, 생활에서의 깨우침과 점검 과정 등과 함께하는 마음공부·명상수행이 바로 하나의 학문 연구 방법론이기도 한 것이다. 동북아시아의 참된 학문은 반드시 이 세 과정을 함께함으로써, 본체론과 더불어 실용적인 의미와 가치를 가진다.

그런데 현대의 물질과학문명은 어떠한가? 우리의 정신을 물질의 하위 개념으로 이해하거나, 또는 심지어 인생을 유전자의 한바탕 유희로 여기곤 한다. 이런 태도로는 생명, 자연, 인생을 바로 이해하기 어렵다. 그 중 정기신에서 '신'에 대한 이해가 가장 문제다. 현대 물질과학의 교육만을 받은 젊은 청년들이 어떻게 이를 이해하겠는가? '신'은 물질로 표현할 어떤 모습이 없는데 말이다. 한의학을 포함한 고대와 중세 동북아시아의 정신문화를 제대로 알기 어려운 이유가 바로 여기에 있다.

그래서 유물론에서나 공산주의 사회인 중국에서는 현대 중의학(한의학의 중국식 명칭) 기초 이론에 신을 받아들이기 어려워한다. 자기들 입장에서 '기'는 그래도 물질과 비물질의 개념을 공유하고 있어서 받아들이지만, '신'은 말하자면 비물질 개념이므로 만약 이를 전적으로 올바르게 받아들인다면 공산당 유물론에 위배되기 때문이다.

다행스럽게도 한국사회는 일반 국민 사이에서 마음공부·명상수행의 전통이 면밀히 유지되고 있다. 《동의보감》의 편집도 그러하다. 허준 선생의 위대한 노력과 장인정신도 있었지만, 그 시대 백성들의 생활 속 깊숙이 마음공부·명상수행의 전통이 자리잡고 있었기에, 고대와 중세 동북아시아의 정신수행 문화를 기반으로 하는 《동의보감》의 탄생이 가능했던 것이다.

어디 《동의보감》뿐이랴. 달마 스님 이후에 중국의 도교와 융합하여 당나라 때 크게 위용을 떨칠 정도로 발전했다고 평가받는 선종의 마음공부·명상수행 정신을 한반도에서 나름의 체계를 잡아 정리한 선문념송禪門拈頌의 성립도, 마찬가지로 백성들 사이에서 면밀히 흐르는 정신수행

정기신
精氣神

정精은 생체 구성 물질의 단위 개념이다.
육체 구성물질의 정수이다.

기氣는 생체에너지이다.
정을 바탕으로 순환하여 생명을 유지하도록 한다.

신神은 정신 사유활동, 영혼, 마음 등을 말한다.
정기를 바탕으로 활동하며, 동시에 정기를 통솔한다.

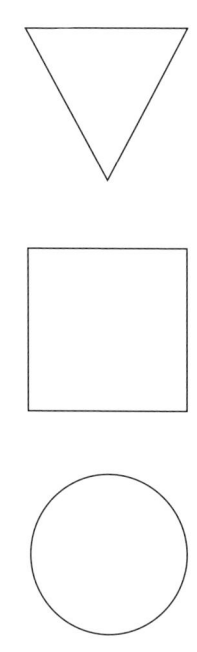

문화의 전통이 기반이 되었다고 할 수 있다.

그리고 근현대 시대 거대한 역사의 소용돌이 속에서도 지속적으로 등장하는 마음공부·명상수행의 뛰어난 길라잡이 스승들과 그분들을 모시고 공부하는 대장부들은 우리나라가 바로 세계적인 정신문화의 대국이라는 점을 명백히 보여 주는 증거라고 할 수 있다.

• 선문념송 화두에 대한 여러 선사들의 말씀을 체계적으로 정리한 서적.

정기신 합일의
마음공부·명상수행

사람의 신체는 천지의 빼어난 기를 받고 태어나며, 음양의 조화에 의하여 형체를 완성한다. 그러므로 사람의 몸은 정·기·신을 중히 여긴다. 신은 기에서 생기고, 기는 정에서 생긴다. 그러므로 수양하는 사람이 자기 몸을 아무리 닦는다 하더라도 정·기·신 세 가지를 단련하는 데 지나지 않는다.

신神은 심心에 의해 통제되고, 기氣는 신腎에 의해 통제되며, 형체는 머리에 의해 통제된다. 형체와 기가 서로 교합할 적에 신神이 그 사이에서 주관하는 것은 삼재三才의 이치다.

-《동의보감》〈신형〉편 '단전유삼丹田有三'

이는 육체 차원의 조신, 호흡 차원의 조식, 마음 차원의 조심의 합일로 가꾸어지는 제대로 된 정기신 합일이 마음공부·명상수행의 핵심이라는 뜻이다. 사람은 모습의 상대적인 차원인 육체, 기(물질과 비물질을 연계하는 생명에너지), 비물질의 신이 함께 있어야 생명 현상을 나타내게 된다. 정기신의 합일이 생生이며, 흩어지면 사死가 되는 것이다. 바로 위에서 말한 절대 무의 일기장존一氣長存에서 비롯한 인간 생명체를 이 일기一氣의 모임과 흩어짐으로 보고 그 생사를 논의하는 것으로서, 고대와 중세 동북아시아 유불선의 생명관과 동일한 입장을 보이고 있다.

그래서 신명神明이 태어나고 자라는 일(생화生化)의 근본이며 정기가 만물의 본체라고 여겨, 정기신의 보양을 통한 '정기신의 진정한 합일'이 생명의 근본이며, 이를 위한 수양이 바로 마음공부·명상수행의 핵심이라고 설명하고 있다.

이처럼 《동의보감》에서 생명의 본질을 알게 하는 마음공부·명상수행의 행복이란, 바로 '정기신 합일'을 통한 행복이다. 육체(정精), 호흡(에너지, 기氣), 정신(영혼, 신神)의 융합적이고 전일적인 합일을 통하여 행복의 가치를 달성하는 것이다.

기는 정과 신을 연계하는 물질화, 비물질화의 가교 역할을 하는 특성을 가진다. 여기서 호흡은 바로 기의 대표적인 표현이다. 예부터 성현들은 "한 번 호흡에 죽고 사는 이치가 있다"고 하였을 정도로 호흡을 중시했다. 기는 결국 물질적인 정과 모습 없는 신의 중간자로서 물질과 비물

- 일기장존 진리의 절대 무를 표현하는 '일기장존'은 생명론에서는 생명의 근원적인 본질에 해당하며, 일기의 모임과 흩어짐으로 생사를 논의하는 것이다. 결국 장존하는 일기는 신, 절대 무와 같은 의미이다.

질의 모든 속성을 아울러 가지며, 연구하는 사람의 입장에 따라 그 내용이 아주 복잡하고 상이하게 표현된다. 심지어 정기신의 의미를 모두 포함하는 포괄적인 개념과 위상의 기론氣論이 있을 정도이며, 신神의 자리까지 넘보기도 하였다.

이렇듯 몸, 숨, 마음의 전일적인 통일이야말로 진정한 마음의 평화와 행복을 가져오며, 이를 통해 온전한 생명 현상을 발현하는 것이다. 이런 온전한 생명 현상의 발현을 기반으로 마음의 평화와 행복이 있는 어떤 상태를 한의학에서는 '정기신의 합일'이라고 한다.

이를 달성하는 것이 바로 마음공부·명상수행의 훈련 과정이다. 그리고 이 공부를 통하여 달성된 행복만이 참되고 절대적인 행복이다. 그것은 상대적으로 변화하는 모습, 물질, 대상에 구애받지 않고 자유롭게 처신하기 때문이다.

모습에 떨어진 행복은 일시적이며, 시간적으로 혹은 대상에 비교하여 행복한 느낌과 생각이 변화하므로 상대적인 차원의 행복에 머물게 된다. 모습 없는 마음공부·명상수행의 행복은 비교할 것이 없어 항상 일정한 행복이며, 이것이 바로 참된 행복이다.

몸과 숨과 마음의 조화로움
조신調身, 조식調息, 조심調心

정기신과 연계하여 마음공부·명상수행의 원리와 내용을 조신, 조식, 조심으로 살펴보자. 마음공부·명상수행을 훈련하는 각 유파의 공통적, 합리적, 구체적인 원리와 기본 방법은 동일하다. 정신을 집중하고 호흡을 고르게 하되, 이를 위해서는 몸을 바로잡는 것이 기본이다. 이것이 바로 조신, 조식, 조심이다.

마음공부·명상수행의 중요한 자세로 먼저 척추를 곧추세우는 것이 육신의 바른 자세이며, 정精의 발현에 해당하므로 조신이라고 한다. 다음으로 호흡을 고르고 가늘게 조절하는 것이 생명에너지를 발현하는 호흡의 바른 자세이며, 기氣의 발현으로서 이를 조식이라고 한다. 그 다음으로 정신을 모아 여러 가지 어지러운 잡생각을 일으키지 않고 정신을 집중하여 몰입하는 것이 마음의 바른 자세이며, 신神의 발현으로서 조심이다.

조신은 몸을 바로하자는 것이다. 척추를 곧추세워 허리와 복부를 펴고, 양어깨는 힘을 빼고 바로 앉는다. 손은 편안하게 양손가락을 마주하여 나름대로 수인手印을 하고서 무릎 위에 놓는다.

입술과 위아랫니는 가볍게 다물고 혀는 입천장에 가볍게 댄다. 여기서 눈은 반쯤 지그시 감아 콧등이나 다른 어떤 한곳을 응시한다. 만약 잠이 오거나 졸린 경우에는 반드시 눈을 크게 뜨고 힘을 주어, 졸음을 이겨내야 한다. 어두운 환경은 피하는 것이 좋다.

이처럼 신체 자세를 올바르게 갖추면, 자연히 하단전에 무게중심이 가는 것을 느낀다. 이렇게 앉으면, 인체가 하나의 삼각형 피라미드 형태를 취하고, 그 무게중심이 하부(아랫배)로 쏠린다. 가장 기운 순환이 잘 되는 신체 자세를 갖추게 되는 것이다.

조식은 호흡을 고르게 하는 것을 말한다. 날숨과 들숨을 바르게 하여 인체의 기운을 바로잡고 더불어 혈액순환을 올바르게 하는 것이다. 이때 날숨과 들숨의 사이를 비게 하지 말고 반드시 이어지도록 해야 하며, 억지로 날숨과 들숨 중에서 어느 한쪽을 길게 해서도 안 된다. 자신의 본래 스타일로 하면 된다.

일명 '숨쉬기 운동'이라는 우스갯소리가 있기도 하지만, 호흡을 제대로 하기란 쉽지 않다. 바쁜 일상과 스트레스, 육체적인 피로 등으로 우리의 호흡은 어긋나게 된다. 때론 마음의 문제로, 때론 육체의 문제로, 어떤 의식적인 문제로 호흡은 거칠게 변화한다. 호흡이 변화하는 것을 우리는 평생 알지도 못하고, 계속해서 잘못된 상태로 살아가고 있다.

호흡은 하나하나가 생사를 거듭하는 일이다. 호흡이 바로 생명이다.

호흡은 작은 세포 하나에서 몸 전체에 이르기까지 모든 생명 활동의 원동력이다. 생명이 시작되는 순간부터 죽는 날까지, 잠시도 쉬지 않고 생명의 빛이 타오르도록 하는 것이 호흡이다. 조식은 이 호흡을 편안하게 조절하여, 제대로 숨을 쉬면서 육체와 정신을 가지런히 하는 것이다.

물론 특수한 능력을 키우려는 경우에는 특정의 호흡 방법을 연습해야겠지만 여기서는 제외하기로 한다. 왜냐하면 우리는 특수한 능력을 기르기 위해 마음공부·명상수행을 하려는 것이 아니기 때문이다. 특수 능력은 모습에 속하는 문제이다.

조심은 정신을 집중하여 마음을 가라앉히는 것이다. 조신과 조식으로 정과 기를 고르게 하는 가운데 마음을 평정하게 하는 것이다. 고요히 안정되며, 또한 또렷또렷하게 성성적적의 상태를 유지하는 것이다. 오직 하나로 정신을 집중하여 망념을 물리치고, 본래의 면목을 보는 것을 목표로 삼는다.

척추를 중심으로 한 세 가지 관문,
배유삼관背有三關

등 뒤에 삼관三關이 있는데, 머리 뒤통수에 있는 관문을 옥침관玉枕關이라 하고, 등뼈의 양옆에 있는 관문을 녹로관轆轤關이라 하며, 수화水火가 교차하는 곳에 있는 관문을 미려관尾閭關이라고 한다. 이곳은 모두 정기精氣가 오르내리는 길이다. 이것은 마치 북두칠성의 자루가 한 바퀴 돌 때와 같아서, 위아래로 순환하는 것이 마치 은하수가 북두칠성을 중심으로 도는 것과 같다.

-《동의보감》〈신형〉편 '배유삼관背有三關'

이는 정기신 합일을 구현하기 위한 척추 중심의 세 가지 관문을 말하고 있다. 삼관은 정기 순환의 통로로서, 이 통로를 통하여 정기가 원활하게 소통하도록 하는 마음공부·명상수행의 신체 자세의 중요성을 언급한 것이다. 척추는 전신의 기둥으로 두뇌와도 소통하는 통로라는 점에서

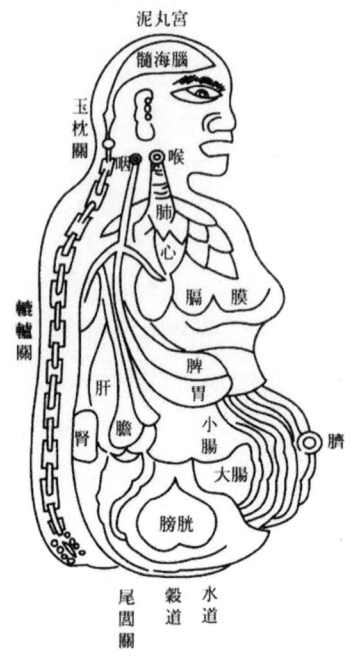

《동의보감》〈신형장부도〉

마음공부·명상수행에서 중요한 가치를 가진다.

《동의보감》〈신형장부도身形藏府圖〉는 머리의 뇌로부터 등쪽의 척추까지 연결된 것을 잘 묘사하였다. 척추는 마디마디를 연결하여 그리고, 꼬리뼈에는 팔료혈八髎穴로 보이는 여덟 개의 구멍을 그렸다. 머리에는 '뇌수해腦髓海'와 '니환궁泥丸宮'*을 표현하였다. 이는 두뇌의 뇌수와 척추의 척수가 하나의 순환 경로라는 것을 잘 설명하고 있는 것이다. 《동의보감》의 〈신형장부도〉가 한의학의 다른 인체도에 비해 차별성을 갖는 부분이 바로 이 두뇌와 척추의 표현이다.

뇌수해를 니환궁이라 표시하고 등쪽에 옥침관, 녹로관, 미려관의 삼관을 표시하였다. 이는 《동의보감》이 치료에 앞서 도교적인 섭생과 수련을 우선으로 함을 드러낸 것으로 볼 수 있다. '니환궁泥丸宮'을 명료하게 표시한 것은 다른 의서의 인체도에서 찾아보기 어려운 특징이기도 하다.

니환궁은 도교의 내단內丹 수련에 쓰는 용어이다. 머리에는 구궁九宮이

• 뇌수해와 니환궁 뇌수해는 두뇌(brain)이며, 니환궁은 머리(head)를 말하는 도교 수련 용어이다.
•• 영명 영특하고 명료한 신神의 작용을 말한다. 신은 모습을 찾을 수 없는 것으로서, 영특하고 맑은 작용을 뜻한다.

있고, 각 궁宮에는 신神이 머물며 영명靈明** 활동을 한다. 머리에 있는 구궁 중에 가운데 있는 것이 바로 니환궁이다. 이곳이 인간 정신 사유활동의 원천이 되는 원신元神이 머무르는 집이며, 황정黃庭 · 곤륜崑崙 · 천곡天谷 · 원궁元宮 등으로도 불리며 도가 수련에서 가장 정미精微로운 경지를 드러내는 중요한 곳이다. 이 니환궁의 원신이 제대로 작용하기 위한 기틀을 구축하는 역할을 하는 점에서, 배부삼관이 구조적 · 기능적으로 중요한 것이다.

《동의보감》의 배유삼관은 태극권, 오금희 등과 같은 기공운동을 통한 마음공부 · 명상수행의 기초 내용이면서, 동시에 도달해야 할 실천적인 목표이기도 하다. 이처럼《동의보감》에서 배유삼관을 총론격인 〈신형〉편에서 구체적으로 언급한 것은, 육체적인 기반을 중시하는 도가적인 입장에서 마음공부 · 명상수행을 이야기하고 있다는 것이다.

옥침관, 녹로관, 미려관으로 구성된 삼관은 정기가 오르내리고 왕래하는 길로서, 마음공부 · 명상수행 자세에서 인체 기운의 순환 경로를 구체적으로 보여준다.《동의보감》에서 삼관을 뇌후腦後, 협척夾脊, 수화지제水火之際의 부위로서 표현하는 것을 살펴보면, 옥침관은 결국 경추 1, 2번으로 뇌후이며, 녹로관은 흉추 4, 5번으로 협척이 되며, 미려관은 선골부(엉덩이 부분) 꼬리뼈로서 수승화강의 기운이 만나는 곳에 해당한다고 볼 수 있다. 이는 결국 인체 정기 순환의 핵심 통로이면서, 동시에 실제 기공운동 같은 마음공부 · 명상수행의 수련에서 기 순환이 어려운 세 부위를 지칭한 것으로

• 옥침관, 녹로관, 미려관 직립보행하는 인간 신체의 척추 구조상 이 세 가지 관문 부위가 정기 순환의 기본이면서도 동시에 어려운 관문이라는 것이다.

도 이해할 수 있다.

그래서 실제 기공운동 등을 꾸준히 실천하면, 자연스럽게 화타오금희, 태극권 등의 동작이 배후삼관의 소통을 위한 내용으로 구성되어 있음을 체험을 통해 알게 되며, 동시에 완벽한 실현이 어렵다는 것을 알게 된다. 배유삼관은 결코 이론적인 내용이 아니라 마음공부·명상수행의 실천에서 나온 체득된 내용이다. 배유삼관을 보면, 《동의보감》의 내용이 실천의 경험을 중시한다는 것을 알 수 있다.

결국 배유삼관의 구현은 앞에서 말한 '조신'의 척추를 곧추세운다는 내용을 좀 더 세밀하게 설명하는 것으로 이해하면 된다. 편의상 먼저 세 번째 관문부터 시작하자. 미려관의 꼬리뼈를 앞으로 말아 준다. 이를 위해서 아랫배를 넣고서 자연스럽게 힘을 주는 것이 필요하다. 이는 결국 하단전을 형성하는 자세를 말한다.

다음으로 녹로관 협척의 흉추 4, 5번을 곧게 펴기 위해서는, 가슴을 넣고 어깨를 벌려(또는 팔을 앞으로 벌리면서 펴고 함) 등판을 편다. 이는 중단전을 형성하는 자세를 말한다.

옥침관 뇌후의 경추 1, 2번은 흔히 말하는 목과 턱을 약간 숙이는 자세에 해당한다. 머리 정중앙의 백회와 회음이 일직선이 되도록 목과 턱을 조금 기울이는 것이다.

그런데 여기에 숨은 비밀이 있다. 알고 보면 너무나 간단하여 비밀도

● 환골탈태 신체적으로 정기신 타통의 완전한 실현을 환골탈태換骨奪胎라고 하며, 이는 신체적으로 편벽된 한계를 극복하는 것으로서 도가 수련의 목적이기도 하다.

아닌데, 모르는 경우에는 비밀스런 내용이 되기도 한다. 바로 경추 1, 2번을 위로 뽑아 올리는 느낌을 가지면서 턱을 아래로 숙인다는 것이다. 결국 뽑아 올리는 느낌의 연장선에서 할 수 없이 저절로 고개가 숙여지고 턱이 약간 앞쪽 아래로 기우는 것이다. 그리고 이를 위하여 배를 밀어넣고 허리를 펴고 가슴을 벌려야 한다. 태극권, 오금희, 참장공 등의 기본적인 신체 자세이기도 하며, 동시에 이런 훈련을 통하여 달성할 목표이기도 하다. 이렇게 모든 동공動功과 정공靜功*에서 삼관의 자세를 갖추면, 자연스럽게 기운이 제대로 순환하게 된다. 현대적으로 보면 뇌척수액의 원활한 순환으로도 해석 가능하다.

모든 기공운동에 이 원리가 적용되므로, 기공운동을 통한 건강 장수, 마음공부를 하려면 반드시 이 관문을 통과해야 한다. 사람마다 얼굴이 다르듯이 삼관 통과의 어려움이 제각기 다르다. 열심히 몸(두뇌와 척추)을 만들도록 노력해야 할 것이다.

이러한 배유삼관의 이치를 모르고 조신의 원칙을 무시하거나, 엉터리 자세로 마음공부·명상수행을 지속하여 몸과 마음을 오히려 망치는 경우도 있다. 따라서 배유삼관은 모든 마음공부·명상수행에서 기본적으로 갖추어야 하는 곧게 세우는 척추의 기본자세로 여기고 반드시 지켜야만 한다.

* 동공과 정공 수련 과정에서 보다 더 움직임이 있는 것을 동공이라 하고, 보다 덜 움직이는 것을 정공이라 한다. 앉아서 하는 좌선 등이 대표적인 정공에 속한다.

단전으로 기를 모은다,
환단내련법 還丹內煉法

금액金液이라는 것은 금金과 수水이다. 금은 수의 모母가 되지만, 금은 또한 수에 숨어들기 때문에 환단還丹이라는 말이 있다. 옛 학자들이 말하길 단丹이란 단전이요, 액液이란 폐액肺液이다. 폐액이 단전으로 들어오기 때문에 금액환단金液還丹이라고 한다.

환단의 중요한 방법은 신수神水와 화지華池에 있다. 신수는 액이며, 물이 입안에 고인 것을 화지라고 한다.

하늘의 신神은 태양으로 나타나고, 사람의 신神은 눈으로 나타난다고 하였는데, 내 생각에는 눈이 가는 곳에는 마음도 가게 된다. 그러므로 속으로 단련하는 방법은 눈으로 코를 보고 코는 배꼽을 향하게 하여 심화心火를 내려서 단전에 들어가게 하는 것이니, 이것은 잠시 했다가 지나칠 공부가 아니다.

-《동의보감》〈신형〉편 '금단문답金丹問答'

《동의보감》의 이 내용은 마음공부·명상수행 자세에서 수승화강하는 기운 순환이 제대로 되면 성성적적하여 고요하면서도 환한 정신상태가 이루어지며, 이때 정기 순환의 신체적인 증거로서 타액 분비가 원활하게 이루어진다는 것이다. 즉, 마음공부·명상수행의 상태에서는 생체에너지의 수승화강이 제대로 되어, 정신이 맑으면서 동시에 마음이 고요한 상태를 이루며, 편안하고 고르게 호흡이 이루어진다. 우리는 이때 신체적인 증거로 침 분비가 원활하게 됨을 쉽게 경험하곤 한다.

그래서《동의보감》의 환단내련법에서는 이 타액의 분비를 금액金液, 금수金水, 또는 신수神水라고 하였다. 그리고 이 신수인 타액이 입안에 가득 고여 있는 상태를 비유하여 연못, 화지라고 하였다. 상당히 문학적인 표현이다.

이렇게 마음공부·명상수행을 통하여 만들어진 타액은 단전으로 귀속하는 폐액으로서 고귀한 생성 과정이란 뜻으로 금액환단이라고 설명하고 있을 정도이다. 즉, 고른 호흡으로 타액이 형성되고, 이를 꿀꺽 삼켜서 하단전으로 보내므로, 이런 현상을 폐액이 단전으로 귀환한다고 하고 금액환단이라는 고귀한 이름을 부여한 것이다.

실제로 기공운동을 포함하여 여러 가지 마음공부·명상수행을 실행해 보면, 입안 타액의 생성과 분비를 경험하게 된다. 이 타액의 분비에 관한 내용은 특히 거의 모든 도가 쪽 마음공부·명상수행의 저서에 언급되고 있을 정도이다. 한의학적으로 타액은 기운 순환의 증거로서, 건강의 지표가 된다. 마음공부·명상수행에서 기운 순환이 잘 되는 결과로서 침이 원활하게 분비되고 입안에 가득 고이니, 이를 삼켜서 단전을 강화하라는 뜻이다. 건강 양생과 함께하는 수행이라고 할 수 있다.

그런데 여기서 간혹 논쟁이 되어오던 것이 '폐액'으로 표현한 부분이다. 이에 대하여, 어떤 이는 "폐에 물이 차면 죽지 않는가"라는 등 비판을 가한다. 흔히 한의학의 내용을 제대로 숙지하지 못하는 이들이 이렇게 온갖 엉터리 말을 하곤 한다. 살아있는 인체가 우주 자연과 기운 소통을 하는 기화氣化작용*을 조금이라도 고민해 본 사람이라면, 이와는 다르게 겸손한 태도를 가질 것이다.

이는 마치 《황제내경》의 '혈한血寒' '혈열血熱'이라는 표현을 두고 생체의 기화론적인 설명을 이해하지 못하고 물리적으로만 이해하여, 혈액이 차면 응고되어서 죽을 것이고 혈액이 열하면 부패될 것이라고 하면서, 《황제내경》의 이론을 비아냥거리는 어리석음과 동일한 것으로, 그 몰지각함이 참으로 한탄스럽다.

여기서 폐액이란 표현은 코로 호흡한 공기가 액화되는 반응을 말하는 것이며, 단순히 액체로서의 물이 폐에 찬다는 것을 언급한 것이 아니다. 이런 입장과 내용은 이미 《황제내경》에서 인체의 생명 현상을 유지하는 경로와 방안을 논하고 있는 데서도 잘 알 수 있다.

사람이 생명을 영위함을 가만히 살펴보면, 코로 숨 쉬고 입으로 먹는 것에 바탕을 두고 있다. 사실 이것이 기본이고, 양생의 전부이기도 하다. 한의학의 최고 경전인 《황제내경》도 마찬가지로 본다. 사람의 입을 통한

● 기화작용 물질이 기氣(에너지)로 변화하는 현상.

음식 섭취는 음의 소화기대사의 바탕을 이루고, 또한 코를 통한 대기호흡은 양의 호흡대사의 바탕을 마련한다. 입과 코의 기능으로 자연의 음양 기운을 받아들여 생명을 영위한다는 것이다. 이는 입과 코를 통하여 인체가 우주 자연의 기운을 받아들인다는 생체 기화작용의 음양론적인 내용이라고 이해하면 된다.

즉, 코를 통해 온갖 기운을 들이마시고(오기입비五氣入鼻) 입을 통해 온갖 음식을 먹고 마시는(오미입구五味入口) 과정으로 음식 섭취와 대기 호흡의 기본 통로를 논하고 있는데, 호흡으로 대기에 함유된 수분이 인체로 들어와서 인체의 기화작용과 더불어 액화현상이 나타나는 것이다. 그 결과 생성되는 액성 물질을 특히 폐액이라고 지칭하는 것이다.

평소 일상생활에서도 이런 액화현상이 늘 있지만, 마음공부·명상수행에서 특히 이를 강조하는 것은 훈련 시간에 더욱 정제된 액화현상이 나타나고, 그 결과물인 타액을 삼키면 단전이 강화된다고 여기는 기화론적인 입장을 수용하기 때문이다. 폐액과 관련한 내용은 마음공부·명상수행의 경험이 있으면 더 깊이 이해할 수 있다.

인체가 우주 자연의 기운을 받아들이는 순환 경로 양식과 방안에 대하여, 《황제내경》은 승강출입론升降出入論을 말하고 있다. 승강은 음식을 섭취하고 대소변을 내보내는 것이며, 출입은 호흡대사를 말한다. 음식 섭취와 대소변 배설을 하나의 신진대사로 묶어서 종적으로 비유하여 승강으로 말하고 있으며, 대기의 공기 호흡을 하나로 묶어 횡적으로 보아서 출입으로 보는 것이다. 생체에너지 중심의 기화론적인 입장에서 인체 신진대사를 음양론적으로 압축하여 관찰하고 있는 것이다.

이런《황제내경》의 승강출입 신진대사 관찰론을 개인 체질별로 차별화하여 연구한 동무 이제마 선생은《동의수세보원》에서 인체의 음식 소화와 호흡대사를 기본으로 사상체질의 생리적인 특성을 논의하고 있다. 인체의 이 두 가지 기본 대사, 즉 입을 통한 음식대사와 코를 통한 호흡대사를 가지고 사상체질을 설명하고 있는 것이다. 사람은 생명을 영위하기 위하여 이 두 가지 대사를 모두 발현하지만, 체질별로 차이가 있다는 이론이다. 태양인과 태음인은 보다 더 호흡 기액대사 중심으로 살아가는 부류이고, 소양인과 소음인은 보다 더 음식 소화대사 중심으로 살아가는 부류라는 입장이다.

그래서 음식 소화대사에 대응하는 호흡대사를 설명하는 부분에서 "폐는 내뿜고 간은 빨아들이니 간폐는 기액을 내뿜고 빨아들이는 문호(호흡기액지문호呼吸氣液之門戶)"로서 간과 폐를 언급하고 있다.《동의보감》의 환단내련법과 마찬가지로《동의수세보원》의 이 대목에서도 폐액이 인체 기화작용의 생리적인 특성을 반영한 것임을 잘 알 수 있다.

동무 이제마 선생은 음식과 대소변의 대사(수곡대사水穀代謝)를 비脾와 신腎이 담당하고, 간과 폐가 호흡(기액대사氣液代謝)을 담당하는 것으로 설명하여,《황제내경》의 수곡기액대사에 대한 연구를 더욱 발전시켰다. 즉, 기관지가 날숨(호呼)의 양적인 작용을 이루고 폐장이 이를 주관하며, 또한 소장은 들숨(흡吸)의 음 작용을 이루고 간장이 이를 주관하는 것으로 관찰했다. 호흡대사에서 공기가 나가는 날숨의 '호'는 양으로서 가슴 부위의 폐장이 대표적으로 담당하며, 들숨의 '흡'은 음으로서 복부의 간장이 대표적으로 담당하는 것으로 살펴보고 있는 것이다. 이는 비과 신이 음식 소화대사를 대표하고 있다고 보는 것과 동일한 흐름이다.

　이러한 동무 선생의 호흡기액 생리론은 현대 물질과학으로는 이해하기 어려운 내용으로, 위에서 말한 것처럼 마음공부·명상수행의 과정에서 터득하게 되는 이치이다. 바로 호흡 생리에 대한 한의학 특유의 전일全一적인 사고방식으로 관찰한 고견이 아닐 수 없다.
　가만히 생각해 보면, 호흡이 어찌 물질적인 코, 기관지, 폐장만의 일이겠는가! 전신의 장기가 온 힘을 합하여 이루는 생리현상이며, 또한 이는 음식의 소화, 흡수, 배설대사와 합쳐져 비로소 온전하고 전일적인 생리대사가 되는 것이다. 이 생명의 전일성을 한의학에서는 명료하게 관찰하고 있는 것이다. 해부학적인 지식만으로 호흡에 대하여 인체를 생각하는 현대의학에 경종을 울리기에 충분한 이야기가 될 것이다.

　요약하면,《동의보감》에서는 환단내련법이 '심화心火'를 하강하여 단전으로 기운을 모으는 것을 훈련하는 마음공부·명상수행의 원리라고 설명하고 있으며, 이는 잠시 했다가 지나칠 공부가 아니고 평생을 두고 수련해야 할 공부라고 주장하고 있다. 마음공부·명상수행을 통한 환단내련은 자연스럽게 수승화강이 되고 심화는 가라앉게 되며, 그 육체적인 증거로 타액이 분비되고, 이를 삼켜서 단전으로 내려가면 정기를 기르게 되어, 마음공부·명상수행이 더욱 진전하는 것이다.

　평소 차분히 그리고 꾸준히 마음공부·명상수행을 하면, 사회생활의 각종 스트레스로 생겨나는 심화(울화라고도 한다)가 자연스럽게 가라앉는 것을 경험할 수 있다. 이를 체험하게 되면 마음공부·명상수행의 마니아가 되기도 한다.

요즘 자기계발 과정으로 해병대 특수 훈련 같은 상품을 개발하거나 사람들이 많이 모인 곳에서 상품을 홍보 판매하도록 하기도 하고, 그 외에도 각종 사고 뒤의 트라우마를 극복하는 과정으로 육체적인 훈련을 교육하는 내용 등이 있다. 그런데 마음공부·명상수행의 훈련이 가장 우수한 자기 계발이며 극복 훈련이라고 할 수 있다. 자기 내면의 두려움을 극복하여 항복받는 공부이며, 모습 없는 주인공 스스로의 공부이기 때문이다. 육체적인 강화 훈련이나 교육은 우리의 몸과 마음을 따로 보는 한계를 가진다.

그런 점에서 다시 한 번 강조하지만, 마음공부·명상수행은 진정한 자기 계발과 참된 극복을 위한 공부이다. 설령 결과가 나오지 않는다고 실망할 수도 있지만 그에 굴하지 않고 평생을 하겠다는 각오로 전진하는 자세가 필요하다. 이 반복의 원리가 가장 중요한 기본 원리다.

본래 지녔던 소박한 마음,
상고천진上古天眞의 염담허무恬憺虛無

상고시대 성인이 가르침을 내리면서 이렇게 말하였다.

허사虛邪와 적풍賊風은 때에 맞추어 피해야 한다. 마음을 편안하게 하고 허욕을 없애면 진기가 보전되고, 정신이 산란해지지 않으면 병이 어디서 생기겠는가. 마음이 한가롭고 욕심이 적으며, 마음과 정신이 안정되어 사물에 대하여 조금도 겁내지 않게 된다. 또 힘든 일을 해도 권태증을 느끼지 않으며, 기도 순조롭게 되어 모두 만족하게 되는 것이다. 어떠한 음식이라도 달게 먹고, 의복도 분수껏 입으며, 풍속을 즐기고, 직위가 높고 낮음을 따지지 않는다. 그래서 그런 사람들은 소박하다고 말할 수 있다.

-《동의보감》〈신형〉편 '논상고천진論上古天眞'

《동의보감》의 이야기처럼 되면 욕심이 눈을 괴롭히지 못하고 음사淫邪가 마음을 유혹할 수 없으며, 어리석은 사람이나 영리한 사람이나 착한 사람이나 착하지 않은 사람이나 할 것 없이 사물을 두려워하지 않기 때문에, 한의학적인 양생 원리에 부합하여 100세 이상을 살아도 동작이 굼뜨지 않고 병이 생기지 않는 것으로 본다.

이는 《황제내경》의 〈상고천진론〉에서 "염담허무恬憺虛無 하면 진기眞氣가 생기고 정신이 잘 지켜져서 질병이 발생하지 않는다"고 한 내용을 인용하여 설명하고 있는 것이다. 이 '염담허무'는 인생무상으로 허무하여 아무렇게나 되라는 것이 아니라, 열심히 사회생활을 하면서도 담담한 평정심으로 욕심 없이 살아가는 것을 말한다. 바로 인위적인 요소가 없는 무위자연으로, 욕심 없는 무심한 마음이다. 그래서 우리가 원래 간직하고 있는 생명력(진기)이 제대로 작용해서 육체적으로도 정신적으로도 건강 건전하여 질병이 발생하지 않는다. 한의학의 행복한 마음공부·명상수행과 양생의 가이드라인을 명확하게 제시한 명언이 아닐 수 없다.

여기서 상고천진과 염담허무는 정말 재미있는 말이다. 흔히들 '상고'는 시간적으로 먼 고대로, '천진'은 고대 사람들의 자연친화적인 생활에서의 순수함으로, 그리고 염담허무는 막연히 욕심 없는 마음쯤으로 이해하고 설명하고 있다.

그러나 제대로 된 마음공부·명상수행의 입장에서 보면 이 상고천진은 우리 자성의 본체 자리를 말하는 것으로, 바로 우리가 늘 가지고 있으면서 늘 활용하는 절대적인 상고천진인 것이다. 만약 그렇지 않다면 어찌 염담허무라고 하겠는가?

단지 고대라 하여, 물질과학문명이 발달하지 않았던 고대에는 지금보다 자연친화적 삶을 살았을 것이라는, 막연한 형식 논리로 염담허무를 해석하면 곤란하다. 고대의 생활도 그들의 자연친화적인 삶에도, 현대인과 같이 번뇌와 고민이 있게 마련이었을 것이다. 단지 고민과 번뇌의 양상이 현대인과 달랐을 뿐이다.

염담허무는 막연하게 욕심 없음을 말하는 것이 아니라, 우리 모두가 간직하고 있는 마음(자성)이 원래 소박한 경지임을 말하는 것이다. 가령 할 일이 없어서, 또는 하던 일이 실패했거나 갑자기 의욕이 상실되거나 인생무상을 느껴서 욕심과 의욕이 없어진 것이 아니라, 우리 자신이 원래 가지고 있는 소박한 상태를 말한다.

이 염담허무는 마음공부·명상수행을 통하여 아는 것이기 때문에, 상고의 천진함을 안다는 것은 바로 마음공부·명상수행을 실행한다는 것과 같다. 그래서 상고의 천진한 사람들이란 말은 마음공부·명상수행 생활을 하는 사람들이라고 할 수도 있다.

다시 말하지만, 상고천진과 염담허무를 정확하게 아는 것은 중요하다. 상고천진의 염담허무는 우리의 자성 마음자리임을 말이다.《황제내경》의 상고천진론은 바로 절대 무, 진리, 무극이태극, 허공성을 논의하는 자리라고 할 수 있다.

'염담허무'는 무위자연으로 마음이 편안하며, 또한 몸으로도 적당한 노동을 하여 방만하기 쉬운 마음을 잡고, 게을러지기 쉬운 몸을 추슬러서 행복한 생활을 하는 것이다. 그래서 원래 우리가 가지고 있는 본래의 소박함이 완연히 나타나도록 소박한 생활을 하는 것이다. 이는 한가하고 욕심이 적당하며, 마음이 편안하고 두려움이 없으며, 육체적으로 적당히 노동을 하여 기 순환이 순조롭고 권태롭지 않으며, 뜻한 바에 만족하는 소박한 생활을 말하고 있다. 이 얼마나 행복한 삶인가!

해맑은 마음 그 자체가 소박

다른 단어도 그렇지만, 특히 소박한 생활의 '소박'이란 말도 물질과 모습으로 나타나는 현상으로만 이해하면 안 된다. 상고천진, 염담허무 등과 마찬가지로 소박도 물질 현상으로만 이해하면, '그냥 (경제적으로, 물질적으로) 없어도 조용히 받아들이고 감내하며 사는' 어떤 삶의 형태로 받아들이게 된다. 이는 지극히 물질, 모습에 치우친 생각이다. 여기서 '소박'이란 마음공부·명상수행을 통하여 우리의 마음이 청정광명함을 알고 살아가는 것으로 이해해야 한다.

예를 들어 우리는 늙은 부부가 시골에서 전원생활을 즐기거나, 도시의 어떤 노동자가 가난하고 능력 없고 힘없이 조용히 살아가거나, 큰 욕심 없이 살아가는 소시민의 일상을 소박함 삶쯤으로 여긴다. 이런 태도는 물질, 모습에 머물러서 소박을 이해하는 수준이며, 이를 우리의 본체 마음이 청정광명하여 원래 소박하다는 것으로 전환하여 이해해야 한다. 이 원래 해맑은 마음 그 자체가 바로 참된 소박이다.

진정으로 참된 소박은 어떤 모습에 있는 것이 아니다. 겉으로 드러나는 모양, 모습, 현상에 있는 것이 아니라, 우리의 해말쑥한 마음을 알고 실천하느냐에 달린 것이다. 그래서 중국의 명의 갈홍葛洪 선생은《포박자抱朴子》라는 명저를 후대를 위하여 남겼다. 이는 도가의 뛰어난 자산이다. 포박자란 갈홍의 호로, '소박함을 가슴에 품은 사람'이라는 뜻이다. 이는 곧 진리, 허공성, 청정광명한 자성자리, 절대 무, 무극이태극, 소박성을 간직한 사람, 또는 이를 알고 실행하는 사람을 말한다.

포박자, 이 얼마나 멋진 말인가! 갈홍은 자신의 소박한 성격을 대단히 소중하게 여기기 때문에 스스로 그 이름을 밝히는 것이라고 《포박자》의 자서에 적었다고 한다. 마음공부·명상수행에서는 생명의 본질자리, 절대의 소박성을 놓치지 않으며, 사회생활에서 물질의 모습적인 경계에 떨어지지 않고, 모습(육체)을 잘 쓰는 상태를 말한다. 물질적인 모습의 생활에 굴복하지 않고, 주인공인 청정 자성이 물질적인 육체와 모습을 잘 활용하는 것이다.

이런 소박성을 두고 불가에서도 한마디 하였다. 바로 "절학무위한도인 絕學無爲閑道人, 부제망상불구진 不除妄想不求眞"이다. 배움을 끊고 할 일 없는 한가한 도인이 망상을 없애지도 않고 참됨을 구하지도 않는다는 것이다. 이미 도(진리, 허공성, 소박성)를 터득하였으니 배움이 있을 수 없고 다른 할 일도 없으며, 이미 망상이 없어졌고 참됨을 갖추었음을 터득하였기에 망상을 없앨 것도 없고 참된 진리를 구할 것도 없다는 말이다.

청정 자성을 터득한 이는 망상과 잡념의 제거나 진리에의 추구 등을 갈망하지 않는, 그래서 그 뜻이 한가하여 소박한 상태로 생활을 영위한다는 것이다. 이 '한가함'과 이 '소박'을 제대로 알아야 한다.

우리가 보통 말하는 한가함은 바쁨에 상대되는 한가함이다. 바쁜 일을 마치고 한가하거나, 하는 일이 없어서 한가하거나, 재충전을 위하여 잠시 휴식이나 힐링을 하면서 한가하거나 하는 등등으로 물질, 모습에 떨어져서 한가함을 생각하고 말한다.

그러나 여기서의 한가함은 그런 것이 아니다. 모습 없는 마음으로서의 한가함이다. 우리 마음은 원래 '한가하다, 한가하지 않다'가 없는 한가함이다. 그런데 우리가 모습에 떨어져 지내면서 한가함을 잃어버린 것이다. 그래서 마음공부·명상수행을 통해서 자기 자신에게서 원래의 한가함을 다시 되찾아야 하는 것이다. 이런 한가함이라야, 망상을 없애지 않아도 없는 것이 되며, 진리를 구하지 않아도 더불어 하는 것이 된다.

중요한 것은 바로 염담허무의 상태는 주체적인 스스로의 문제라는 것이며, 스스로 주인공인 상태를 유지하려면 반드시 상고천진을 터득해야 한다는 것이다. 불가에서 말하는 옛 부처의 불성도 바로 청정광명하여 염담허무한 상고천진을 말하고 있는 것이다.

마음으로 질병을 다스리다,
이도요병以道療病

사람의 마음을 다스려 미리 병이 나지 않도록 하는 것이 신의神醫라고 하며, 병의 치료에도 먼저 마음을 다스려야 하는데, 반드시 그 마음을 바로잡으려고 수양하는 방법에 의지하여 쓸데없는 망상을 일으키지 않아야 한다. -《동의보감》〈신형〉편 '이도요병以道療病'

발생 전의 미병未病을 미리 치료하는 것이 바로 치심, 수양이다. 그러니까 평소 마음공부를 함으로써 질병이 생기기 전에 미리 예방하고 양생하라는 것이며, 질병 치료에서도 마음을 다스려 온전한 치료를 시술해야 한다는 것이다.

그런데 이 마음에 대한 인식이 문제다. 우리가 생활에서 흔히 말하는 마음은 작용으로서의 마음이다. 《황제내경》〈영추〉에서 언급하는 "소이

임물자所以任物者 위지심謂之心"은 물건, 물상, 사건 사고 등에 접촉하여 나타나는 것을 마음으로 보고 있다. 이는 모습, 물질, 대상, 사건 등의 자극에 대하여 정신 사유활동의 기층부(정신 혼백)가 반응하여 나타나는 작용처로서의 마음이다. 즉, 외부 환경의 자극에 대한 반응으로서의 작용심이다.

마음공부·명상수행에서 말하는 마음은 이런 작용처로서의 마음만이 아니라, 이에 대한 본체로서의 마음을 말하는 것이다. 이 본체로서의 마음을 알고 치료에 임하는 것이 바로 '이도요병'의 '신의'이다. 질병의 근원은 하나이므로 어떤 것도 마음으로부터 생기지 않는 것은 없다고 하여 질병의 발생과 치료에서 마음의 조절을 중시하고 있는데, 이는《유마경維摩經》의 차병설법借病說法과 같은 입장을 취한다고 볼 수 있다.

세속적인 사회생활을 하는 거사도 득도할 수 있음을 설법하고 있는 《유마경》에서, 유마거사는 질병을 빙자하여 석가모니 부처님의 10대 제자 등에게 대승의 마음공부·명상수행이 어떠한가를, 그리고 일체가 주인공인 본연의 마음에서 나오는 것임을 장광설長廣舌로 설법하고 있다. 이것이 바로 마음으로 질병을 다스리는 이도요병이 아니고 무엇이겠는가.

마음공부·명상수행에서 보면, 질병은 음양론적으로 음양의 평형이 무너져 어떤 편중된 상태에서 나타나는 현상이다. 마음이 물질, 모습에 떨어져서 한 생각을 일으키고, 이에 따라 기운이 편중하여 흐르고, 이런 상태가 축적되어 육체적으로 왜곡되는 것이 질병이다.

그래서 치료의 하수下手가 바로 이미 발생한 질병을 대상으로 물질적인 차원의 육체를 치료하는 것이고, 다음으로는 질병이 만들어지고 있는 기운의 순환을 치료하는 것이며, 가장 우수한 의료가 바로 질병 발생 전에 마음을 치유하여 질병이 발생하지 않도록 하는 것이다. 이를 위해서는 의사와 환자가 모두 모습 없는 마음을 알고 실행하는 마음공부·명상수행을 훈련해야 한다. 이 과정을 통하여 '이도요병'이 되는 것이다. 모습에 떨어지지 않는 마음공부·명상수행의 훈련이 바로 가장 우수한 의료가 되는 것이다.

'이도요병'은 직업 의사만이 가능한 것은 아니다. '이도요병'을 실천하기에 가장 좋은 직업 중 하나가 교사이다. 마음공부·명상수행에 기반을 두는 교육이 바로 가장 우수한 '이도요병'의 의료행위인 것이다. 교육은 선천적으로 타고난 편중된 한계성을 극복하도록 도와 주고 후천적인 가능성을 열어 주는 지혜로운 행위이다. 따라서 마음공부를 기반으로 하는 교육을 통한 인성 함양, 생활환경 개선, 생활습관의 인식 전환 등이 바로 '이도요병'의 치료가 되는 것이다. 좀 다른 이야기지만, 마케팅 방법 중 효과가 좋은 것이 교육 마케팅이라고 한다. 인식 전환이 새로운 동력이 된다는 것이다. 이처럼 의료도 환자의 마인드를 설득하는 교육 의료가 중요하다.

한의학에서는 교육이 가장 우수한 의료임을 잘 알기에, 교육 중의 교육에 해당하는 태교를 중요하게 여긴다. 예로부터 태교에 큰 의미와 가치를 두고 그 중요성을 말해 왔는데, 태교 이치와 내용도 사실 마음공부·명상수행과 통한다. 동북아시아 태교에서 말하는 생명 탄생의 이치, 아버지가 될 남성에게 요구하는 '삼가 몸과 마음을 조심하라'는 근신勤愼, 어머니가 될 여성에게 요구하는 '자연과 사회 질서에 맞도록 지내라'는 중도中道 실천 등은 모두 마음공부·명상수행을 근간으로 하는 생명관과 인생관에서 비롯된 것이다. 지나친 경쟁 일변도로 나가는 우리 사회가 마음공부·

명상수행에 바탕을 두는 태교를 실행하여, 서로를 배려하는 행복한 사회가 되었으면 한다.

이도요병이 가능한 분들이 어디 선생님뿐이랴. 가장 큰 의사는 사회의 올바른 정책을 마련하는 정직한 정치인이라고 할 수 있다. 그래서 옛날 한 의학 서적에서는 "명재상이 못되면 명의가 되는 것도 좋다"고 하였다. 올바른 정치인은 사회의 병리현상을 바로잡을 수 있으므로, 사회적인 질병을 치료하는 큰 의사인 것이다. 그래서 의사와 정치인은 그 위상은 달라도 의미와 내용이 서로 통하는 것이다.

지금 한국 정치를 보면서, 모습에 떨어지지 않도록 마음공부·명상수행하는 정치인과 대통령이 선출되는 그런 날을 기대해 본다.

● 의사와 정치인 의사와 정치인의 가치와 의미가 통함을 보여준 분이 바로 동무 이제마 선생이다. 사회적인 문제가 질병을 야기하는 큰 원인이 됨을 성정론으로 설명하고 있다.

무심하여 참된 도에 이르다,
허심합도 虛心合道

사람이 마음을 비워 무심하면 도, 진리와 부합하고 욕심을 내면(유심有心) 도와 어긋난다. 오직 이 '무'라는 한 글자는 모든 현상을 다 포괄하여 남김이 없고, 만물을 발생시키면서도 고갈되지 않는다. 천지가 비록 크다 하나 형체가 있는 것만을 부릴 수 있지, 형체가 없는 것은 부리지 못한다. 음양의 이치가 비록 묘하다 하지만 기가 있는 것만을 부릴 수 있지, 기가 없는 것은 부리지 못한다. 오행五行이 아주 정미롭다 하지만 수數가 있는 것만을 부릴 수 있지, 수가 없는 것은 부리지 못한다. 그리고 온갖 생각이 어지럽게 떠올라도 의식이 있는 것만을 부릴 수 있지, 의식이 없는 것은 부리지 못한다.

지금 이 이치를 수양하고자 하면 우선 몸을 단련하는 것만한 것이 없는데, 몸을 단련하는 요령은 정신을 집중하는 데 있다. 정신을 집중하면 기가 모이고, 기가 모이면 단丹이 이루어지며, 단이 이루어지면 형체가 튼튼해지고, 형체가 튼튼해지면 정신이 건전해진다.

형체를 잊어서(망형忘形) 기를 기르고, 기를 잊어서(망기忘氣) 정신을 기르며, 정신을 잊어서(망신忘神) 텅 빈 마음을 기른다. 이 '망'이라는 한 글자는 곧 아무것도 없다는 것을 말한다. 본래 아무것도 없는데 어느 곳에 티끌인들 있겠는가(본래유일물本來無一物, 하처유진애何處有塵埃), 라는 말은 이를 두고 이른 것이 아니겠는가.

-《동의보감》〈신형〉편 '허심합도虛心合道'

《동의보감》에서는 무심하면 도에 합당하고(무심즉여도합無心則與道合) 유심하면 도에 어긋난다(유심즉여도위有心則與道違)고 하여, 욕심과 망상이 없는 무심이 도에 부합하며 집착하여 유심하면 도와는 어긋난다는 것을 정확하게 말하고 있다.

여기서 허심을 인생무상 같은 허무한 마음으로 여겨, 생명 현상과 사회생활을 의미 없는 무가치한 것으로 그릇되게 알고서 인생을 낭비하면 안 된다. 또한 무심을 마음이 없다거나 작용하지 않는 것으로 오인해서도 안 된다. 만약 마음이 없다거나 작용이 나타나지 않는다면 죽은 나무토막이나 바위와 다를 것이 없다.

'허심' 혹은 '무심'은 썩은 나무둥치 같은 무정물이 되라는 것이 아니라, 온갖 경계에 물들어서 잡념과 망상으로 들뜨고 헐떡이는 마음을 가라앉혀 밝고 고요하여 성성적적한 마음을 유지하며, 온갖 경계와 더불어 함께 하되 항상 자유자재로워야 함을 말하고 있다.

만약 어떤 모습에 집착하여 사사로운 변견에 떨어지면, 이것이 유심으로 도$_道$와는 멀어지는 것이 된다. 모습은 항상 상대적인 변견을 가지므로 모습에 집착하면 도에서 멀어지는 것이다. 그래서 모습에 치우치는 유심이 아니라 모습의 변견에 떨어지지 않는 무심이 되라는 것이다. 《금강경》에서도 마땅히 "어떤 모습에 머물지 말고, 마음을 내어라"라고 하였다. 이것이 바로 마음공부·명상수행을 실천하는 사람이 허심으로 살아가는 인생론이다.

또한 '무'는 모든 현상을 포괄하여 남김이 없고 만물을 발생시켜도 고갈하지 않는다고 하여, 세상의 모든 상대성의 모습이 나타날 수 있는 근거로서 절대성의 무와 도를 말하고 있다. 절대 무이므로 온갖 것이 나오고, 마르지 않게 되는 것이다.

만약 한계가 있는 모습이라면 온갖 것이 무한정으로 나오지 못한다. 그래서 '도'는 '절대 무'라는 것이다. 이런 절대 무의 이치를 올바르게 알려면 마음공부·명상수행의 훈련을 해야 하고, 훈련의 요령은 바로 텅 빈 마음을 알도록 하는 정신의 집중과 몰입이라고 《동의보감》은 말하고 있다.

결국 허심합도는 모습에 집착하지 않고 올바른 생각을 잘 쓰되, 잡념을 일으키지 말라는 것이다. 허심, 무심한 상태에서 생명 현상을 일으키면서 살아가는 것이 참된 도에 부합하며, 어떤 망상과 욕심을 내면 참된 도에 어긋난다는 것이다. 따라서 우리는 참된 도를 다른 어떤 것에서 찾지 말아야 하고, 생활 속에서 물질, 모습에 집착하지 않고 무심으로 살아가도록 해야 한다. 이것이 바로 '허심합도'이다.

여기서 만약 허심을 무기력이나 염세주의, 허무주의, 자포자기, 무사안일, 아무런 생각도 일으키지 않는 무정물의 생각 없는 무기無記 상태 등으로 잘못 이해하면, 참된 도리와는 천리만리 멀어진다. 그리고 만약 아무런 생각도 일으키지 않아서 마치 죽은 시체나 돌, 바위, 책상 등과 같이 사물을 접촉하면서도 한 생각을 일으키지 않는다면, 이는 무정물의 무기 상태가 되는 것이다.

이런 잘못된 오해의 현상은 마음공부·명상수행을 그릇되게 이해하고 실천하는 이들이 흔히 빠지는 큰 오류 중의 하나이다. 바로 허심에 대한 잘못된 이해로서, 마음이 마치 돌이나 절벽 같은 장벽이 되는 것이다. 그래서 조용함과 깨끗함을 애써 찾아들거나, 사람 만나는 것을 꺼리거나, 생활 주위에서 일어나는 일들에 무관심한 것을 능사로 삼고, 더럽고 냄새나고 복잡하고 시끄러운 것을 꺼리고 싫어하는 등의 또 다른 모습의 변견에 집착하는 어리석음을 범한다. 마음공부·명상수행의 의미를 모르는 보통의 사람이 일상생활의 모습에 빠져 살아가는 것이 하나의 변견이라면, 일상의 복잡한 것을 꺼리는 것도 또 다른 하나의 모습적인 변견이다.

결국 '허심합도'는 망심 잡념을 내지 말라는 것으로서, 올바른 생각을 일으켜 모습, 물질, 대상, 신체를 잘 활용하여 사회생활을 잘 하자는 것으로 알아들어야 한다. 이를 위하여 좌선, 단전호흡 등의 마음공부·명상수행에서뿐만 아니라 사회생활에서도 몸과 마음을 잘 굴려서 온갖 모습, 대상, 물질을 잘 활용하도록 해야 할 것이다. 그래서 마음공부·명상수행은 실천하는 공부로서, 체득하여 실행 실천하는 점이 중요한 것이다.

《동의보감》에서 "본래 아무것도 없는데, 어느 곳에 티끌인들 있겠는가"라고 자문하면서, 청정한 자성의 텅 빈 허공성을 기르는 마음공부·명상수행을 강조하는 것은 선불교에서 말하는 "본래무일물本來無一物"의 화두와 같은 맥락이다. 불교의 마음공부·명상수행의 내용이 한의학과 《동의보감》에 끼친 영향을 알 수 있는 대목이기도 하다. 결국 온갖 것이 나오는 본체를 말하는 '무일물의 청정 자성'을 터득하는 것이 마음공부·명상수행인데, 이에 대하여 글과 말로써 표현하기에는 한계가 있으며, 마음공부·명상수행을 통한 체험으로써만이 진실하고 완벽한 이해가 가능하다는 것이다. 화두 참선의 선불교에서도 본연의 청정 자성에는 한 물건도 없으며, 한 물건도 없는 그곳에서 세상의 온갖 물건이 모두 나온다고 하였다. 이러한 논지는 결코 말과 글로써 이해되는 것이 아니라, 마음공부·명상수행의 실천 실행적인 체험을 통해서만이 가능하다. 이러한 점에서 '허심합도'를 이루기 위한 실천적인 마음공부·명상수행이 중요하다.

후천도
後天圖

후천도는 선천의 무극無極이 음양 운동을 일으켜,
수화水火로 나타난 상태(태극)를 그린 그림이다.
수화는 음양의 대표적인 징조로 여기며,
인체에서 심장과 신장에 해당한다.

마음이 바로 도이고 도가 바로 마음이다,
인심합천기 人心合天機

도는 마음을 통해야 드러나며 능히 도를 운용할 줄 아는 사람은 도로써 마음을 보나니, 마음이 곧 도이다. 또한 마음으로써 도에 통하게 되나니 도가 곧 마음이다. 여기서 말하는 마음이라는 것은 인심人心을 말하는 것이 아니라 천심天心을 말하는 것이다. 하늘의 북극에 거하여 조화를 이루는 축이 되는 것이 바로 이 마음이다. 그렇기 때문에 북두칠성이 한 번 운행하면 사시四時가 절기에 따라 변하고, 오행이 질서에 따라 돌아가면 추위와 더위가 절기에 따라 바뀌니 음과 양이 법도에 맞는다.

천상의 해가 머리를 땅속으로 숨기면, 바닷속의 고운 달이 다시 천상으로 올라온다. 건곤乾坤과 일월日月은 본래 운행함이 없건만, 모두가 북두에 따라 그 기를 돌린다. 인심이 만약 천심과 합한다면, 음양을 전도시키는 것도 잠깐이다.

선기璇璣는 곧 북두칠성이다. 하늘은 북두칠성을 기틀로 삼고, 사람은 마음을 기틀로 삼는다. 마음이 몸에서 운행하는 것은 북두칠성이 하늘에서 운행하는 것과 같다.

-《동의보감》〈신형〉편 '인심합천기人心合天機'

인심합천기는 '마음이 바로 도'라는 심즉도心卽道와 도가 곧 마음이라는 도즉심道卽心을 말하고 있다. 우리의 마음이 도, 즉 진리라는 것이다. 여기서의 마음은 인심지심人心之心이 아니고, 바로 천심지심天心之心이다. 이 마음은 우리가 흔히들 말하는 여러 가지 생각으로 일어나는 잡념 망상으로서의 인심이 아니라, 청정광명한 본연의 천심을 말하고 있다. 우리는 흔히 마음 하면 생각으로 작용하는 마음을 말한다. 가령 실연당한 친구에게 "네 마음 내가 안다"고 하는 그런 마음은 생각이나 작용으로서의 마음이다. 본연의 마음이 아니다.

《동의보감》에서 말하는 천심은 바로 본연의 청정한 마음을 말하는 것이다. 그래서 우리는 본체의 마음을 터득하여 생각으로 나타나는 마음이 온갖 모습의 경계에 물들지 않고 자유자재롭게 굴리는 것을 바로 천심이 그대로 나타나는 것으로 보는 것이다. 이런 정도라야 인심이 곧 천심이 되는 것이다. 인심이 곧 천심이 되려면 마음공부·명상수행을 훈련해야 한다. 그래서 바로 이 천심을 아는 것이 도를 통하는 것이며, 의사도 바로 이런 마음공부·명상수행의 훈련을 통하여 환자를 치료해야 바른 의사가 되는 것이다.

동북아시아의 정신문화에서는 한없이 큰 우주 허공의 공간성과 시간성이 우리 자신의 본체인 자성자리와 동일하게 다루어지고 있는 특성이 있다. 마찬가지로《동의보감》또한 우리 자신의 본체인 마음의 허공성과 우주 허공을 동일선에서 취급하고 있다.

우주 자연을 관찰하는 도가道家 의학의 입장에서,《동의보감》은 우주 자연의 기후 변화를 연구하는 운기론을 기반으로 인간의 천심을 우주 허공의 중심인 북극에 비견하여 설명하고 있다. 이는《황제내경》〈운기〉편에서 주장하는 '오기경천화운설五氣經天化運說'의 입장과도 같다. 오기경천화운설은 고대 천문학의 하늘 공간에서 음양오행의 기운이 펼쳐지는 동서남북 사방의 상태를 관찰하는 내용으로 서술되어 있으나, 사실은 우리 마음이 작용하는 양상을 우주 자연의 공간적인 측면에 비견하여 표현한 것이다. 이런 입장은 우리 마음의 본체와 우주 자연의 허공이 다르지 않다는 기본 정신에서 비롯한다.

마음공부·명상수행의 체득을 통하여 우리 마음의 본체와 우주 자연의 궁극적인 이치를 경험하고 알게 된 고대와 중세 동북아시아 현인들은 허공과 마음을 하나의 이치로 설명하였다. 특히 우주 자연의 변화에 상대적으로 관심이 많았다고 여겨지는 도가에서 그러하다.《동의보감》《황제내경》같은 한의 서적의 탄생도 도가와 함께하므로 동일한 입장을 취하고 있다.

이런 도심과 천심에 대한 견해는 도가와 불가의 요소가 어우러져 발전했다고 여겨지는 선불교의 입장과도 동일하다. 그런데 근대 들어 학문적으로 선불교가 도교, 불교를 융합하여 발전했다고 말하는 것은 어떤 이유일까? 달마 이래 중국에서 선불교가 보급되던 초기에, 번역 용어와 선승들의 생활 양상 등을 서술하면서, 그 당시 이미 보급되어 있던 도교의 입장과 용어를 수용했던 것을 두고 학자들이 선불교를 불교와 도교의 융합 문화로 여기는 것으로 보인다. 대표적인 것이 바로 무, 허공 등의 용어이다.

그러나 내용적으로 말하면, 선불교는 석가모니 이래로 전해진 불교의 핵심을 걷어잡고서 모습 없는 주인공인 마음을 논하는 불가 특유의 마음공부·명상수행법으로 봐야 한다. 단번에 깨닫는 돈오頓悟의 대승불교 가르침을 이어가는 맥락으로 봐야 할 것이다. 이 점이 중요한 내용인데, 선불교가 고대와 중세 동북아시아 정신문화에서 차지하는 위상이 바로 여기에 있다.

《동의보감》의 도심 이야기는 중국 선사 중의 한 분인 마조대사가 말한 "심즉불心卽佛" "불즉심佛卽心" "심즉도心卽道" "도즉심道則心"으로 마음과 부처와 도는 하나임을 천명하는 자세와 통하는데, 여기서의 마음도 바로 본연의 천심이며 청정광명하고 순일한 성품자리를 말하는 것이다. 사실 마음이 부처라고 주장하는 것은 물질, 모습으로서의 부처나 마음이 아니라, 본연의 청정한 자성자리로서의 부처나 마음을 말하는 것이다.

그리고 이런 것을 기억해서 "마음이 부처"라고 할 후대의 폐단을 없애기 위하여, 또 다시 선사들은 "마음이 부처가 아니다"라고 하였다. 이는 '생각으로의 마음 모습', 또는 '생각으로의 부처'를 막는 방안으로 이해해야 한다.

기는 호흡의 근원이다,
기위호흡지근 氣爲呼吸之根

사람이 생명을 받은 처음에는 태胎 속에서 어머니를 따라 호흡하다가, 출생하여 탯줄을 자르면 한 점의 신령스러운 기운이 배꼽 밑에 모인다. 무릇 사람에게는 기가 가장 앞서는 것으로, 호흡보다 우선하는 것은 없다. 안眼·이耳·비鼻·설舌·신身·의意(이것을 육욕六慾이라 한다)는 모두 기로 말미암는 것으로, 기가 아니면 색色·성聲·향香·미味·촉觸·법法을 모두 지각할 수 없다. 숨을 내쉴 때는 하늘의 근원에 닿고, 숨을 들이쉴 때는 땅의 근원에 닿는 것이다.

한 번 닫히고 한 번 열리는 것을 변變이라고 하며, 오가는 것이 무궁한 것을 통通이라고 한다. 수양하는 방법에서 숨을 내쉬고 들이쉬는 것은 열고 닫는 작용일 뿐이다.

열고 닫고, 가고 오고 하는 형상은 코로 호흡하는 데서 볼 수 있다. 사람이 숨을 쉬는 것은 대개 굳센 기운과 부드러운 기운이 서로 사귀면서 건곤乾坤이 열렸다 닫혔다 하는 형상이다. 천지의 변화하고 성한 기가 열렸다 닫혔다 하여 그 묘한 작용이 무궁하니, 그 누가 시켜서 그런 것이 아니라 스스로 그러한 것이다.

진인眞人은 호흡을 발꿈치로써 하고, 보통 사람은 호흡을 목구멍으로 한다.

-《동의보감》〈내경內景〉편 '기위호흡지근氣爲呼吸之根'

위의 글은 마음공부·명상수행에서 호흡의 중요성과 깊은 호흡의 의미를 설명하고 있다. 특히 으뜸되는 기(일기一氣)를 말하면서, 안·이·비·설·신·의의 인체 감각기관이 모두 이 일기로 말미암는 것으로 관찰한 것은 마음공부·명상수행의 근본을 간파한 것이 아닐 수 없다. 더불어 이 일기가 아니면 색·성·향·미·촉·법을 모두 지각할 수 없다고 파악한 것은, 본체로서의 주인공을 터득하여 모습으로의 외부 자극에 대한 경계에 집착하지 않는 것이 마음공부·명상수행의 핵심임을 잘 설명하고 있는 대목이다.

또한 마음공부·명상수행하는 방법에서, 숨을 내쉬고 들이쉬는 것이 자연의 기운이 열렸다 닫혔다 하는 것과 같은 묘한 작용으로서, 고르고 깊은 호흡의 중요함을 진인의 발꿈치 호흡에 비유하여 설명하고 있다(대개 기가 하초下焦에 있으면 호흡이 길고, 기가 상초上焦에 있으면 호흡이 가쁘다는 것인데, 뜻은 역시 유사하다). 발꿈치로 호흡한다는 것은 어떤 신비한 초능력을 말하는 것이 아니라, 그만큼 깊이 호흡한다는 것으로 이해해야 한다.

이상으로《동의보감》의 마음공부·명상수행의 내용을 전반적으로 살펴보았다. 물심양면으로 나타나는 인간 생명체의 생명 현상을 대상으로 하는 한의학은 몸과 마음에 관한 본질을 공부하는 마음공부·명상수행을 중시하고 있다.

마음공부·명상수행은 청정광명한 자성자리를 나타내 보는 공부로서, 인생의 참된 의미를 알고서 실천하는 것이다. 한의학은 고대와 중세 동북아시아 유불선 문화의 결과물로서 다양한 혜택을 받았으며, 한의학의 주요 부분을 구성하는 마음공부·명상수행과 양생의 이치와 기술들도 모두 고대와 중세의 유불선 문화에서 유래하였다. 동북아시아의 유불선 문화에 근거를 두고 발전한 우리 한의학의 마음공부·명상수행의 목표와 내용을《동의보감》은 여러 측면으로 명료하게 설명하고 있다. 이러한《동의보감》의 마음공부·명상수행에 대한 입장은 한의학의 기초 이론인 동시에 마음공부·명상수행에서도 기초 이론으로 활용된다.

산업화·정보화로 인해서 피폐해진 육체와 정신을 치료하고 다양한 사회적 문제를 해결하기 위하여 마음공부·명상수행의 가치가 점점 커지고 있다. 이러한 시점에서,《동의보감》을 기본으로 하는 한의학의 마음공부·명상수행을 위한 다양한 연구가 매우 중요하다.

《동의보감》의 마음공부·명상수행은 고대와 중세 동북아시아 성현들의 연구 결과를 바탕으로 하여, 그들의 보살핌으로 이루어진 것이다. 이

● 상초와 하초 인체를 삼등분하여, 가슴 부위를 상초라 하고, 상복부와 옆구리를 중초라 하고, 배꼽 아래의 하복부를 하초라 한다.

제 이러한 좋은 인연을 계기로 우리는 자기 자신의 주인공을 친견하여 드높은 자리를 깨닫고, 우주 자연의 주인이 되는 인생의 진정한 의미를 알고 살아가도록 하자.

부록

마음공부 · 명상수행, 궁금한 이야기

질문 하나

어떤 학생과의 상담에서 들은 이야기다. 평소 공부와 사회생활의 스트레스를 경치 좋은 자연 속에서 휴양하며 떨쳐낸다. 그러면 고민이 줄어들고 마음이 편안해진다. 그런데 사회생활로 돌아오면, 다시 원 상태로 돌아간다고 한다.

이는 복잡한 사회생활은 싫고, 조용하고 경치 좋은 자연에서는 기분이 좋아지고 마음이 편안해진다는 상대적인 모습의 차원에 머물러있기 때문이다. 편안하다는 것도 자신의 생각이 그러하다는 것이다. 그래서 휴양, 힐링하는 곳에서는 좋다가, 사회생활로 돌아오면 다시 이전처럼 고민과 스트레스가 생기는 것이다.

참된 마음공부 · 명상수행은 장소와 환경을 탓하지 않고 마음이 편안한 것이며, 생각으로 편안한 것이 아니라 마음이 편안하다는 생각 자체가 일어나지 않아서 그냥 편안한 것이다. 산과 들에서의 휴양과 사회생활을 별개의 것으로 보지 않고 늘 마음이 편안해지려면, 제대로 된 마음공부 · 명상수행을 해야만 한다.

질문 둘

우리는 흔히 예쁜 꽃을 보고 예쁘다고 하고, 집에 가져다놓고 계속 보고 싶어 한다. 예쁜 꽃을 어떤 마음으로 대하나요?

꽃이 예쁘다고 하는 것은 그 꽃이 변화하여 시들면 그만이다. 똑같이 예쁜 꽃을 보더라도 우리 각자가 느끼는 예쁨의 정도는 다르며, 또 예쁜 상태라 하여도 쳐다보는 우리 자신의 그때그때 마음 상태에 따라서 또 그 느낌의 정도가 달라질 것이다.

외부에서 보이는 예쁜 모습은 이렇게 상대적인 것으로, 그것이 진짜는 아니다. 만약 진짜라면 늘 예쁘고, 나의 마음이 괴롭고 우울하여도 예쁘고, 우리 모두가 보아서 늘 동일한 정도로 예쁠 것이다. 그래서 눈으로 보는 대상이 나타내는 가변可變의 모습과 나의 눈이 보이는 것과 같다는 모습에 떨어지면 안 된다.

이는 예쁜 꽃만 그러한 것이 아니라, 다른 모든 경우에도 적용되는 것이다. 모습에 떨어져서 집착하여 지내는 우리의 생활을 관조할 수 있도록 마음공부·명상수행을 해야 한다.

질문 셋

먹는 음식에 관심이 많은 분들이 있다. 그리고 최근 건강 웰빙과 관련하여 더욱 음식에 관심이 많기도 하다. 맛있는 음식을 먹고 싶어 하는 마음을 어떻게 대해야 할까?

어떤 음식이 맛이 있다. 만약 정말 맛있다면, 그 음식이 항상 변화 없이 맛있어야 하며, 또 우리 각자가 느끼는 정도가 늘 동일하게 맛있어야 할 것이며, 또한 내가 즐겁고 괴롭고 우울하여도 늘 맛있어야 할 것이다.

만약 맛있는 음식을 먹을 형편과 여건이 되면, 그냥 먹으면 된다. 일부러 참을 필요도 없다. 단지, 먹으면서 맛있다, 맛없다 등의 모습에 집착하여 다음에 또 먹어야지, 누군가에게 알려줘야지, 또는 다시는 안 먹어야지 하는 등으로 그 맛있다는 모습에 집착하지 말아야 한다는 것이다. 그래서 음식을 먹으면서도, 마음공부·명상수행이 되는 것이다. 담담한 평정심으로 음식을 먹고 있는지를 체크할 수 있으니까 말이다.

질문 넷

요즈음 내면의 아름다움보다는 외형이 중요하다는 젊은 친구들이 많다. 우리나라는 남녀노소를 불문하고, 육체적인 건강과 아름다움에 관심이 많고, 성형 천국이라고 할 정도로 미남미녀에 끌린다.

미의 기준은 동서양과 옛적과 오늘날이 다르다. 또한 어떤 미인이 자기 자신을 미인이라고 생각하고 있어도, 자신보다 더한 미인을 만나면 상대적으로 부럽거나 불쾌하거나 하는 등의 모습에 떨어지는 마음이 일어난다.

    그래서 아름다움과 추함 등 가변의 모습에서 자유자재한 삶이 되어야 한다. 우리의 눈으로 보고서 '미'라고 생각하는 그런 대상의 모습에 떨어지면 안 된다(그렇다고 하여, 일부러 아름다움을 배척하거나, 부정할 것도 또한 없다).

질문 다섯
일단 30억 원 정도 벌고서 마음공부를 하겠다는 친구가 있었다.

마음공부를 하기 전에, 먼저 생활 여건을 경제적으로 튼튼하게 해 둘 필요가 있다고 여기는 사람들이 제법 있다. 그런데 30억을 벌면 50억이 생각나고, 이미 신체는 늙어서 마음공부를 시작하기가 쉽지 않다.

    그래서 마음공부는 돈 벌면서, 그리고 직장에서 스트레스 받으면서 그냥 하면 된다. 수행과 생활을 다른 것으로 따로 보면 안 된다. 따로 여기는 모습의 소승小乘 도리에 떨어지면, 스스로를 구제할 수가 없다.

    늘 주장하는 내용이지만, 기왕에 인간으로 태어났으니까 "돈 벌면서 수행하세!" 또는 "수행하면서 돈 버세!"를 실천하고 살아갔으면 한다. 무엇이 문제가 되겠는가 말이다.

질문 여섯
마음공부·명상수행은 나이 들어 노후에나 하는 것이라고 말하는 사람들이 있다.

마음공부는 그 인연을 만나면 바로 하는 것이다. 젊고 늙고를 따지지 않는다. 그 이유는 인생 문제를 해결하는 공부이기 때문이다.

  노후의 마음공부를 주장하는 이는 아마도 노후가 되면 시간이 많고 경제적으로 풍요하거나 할 일도 크게 없으니까, 마음공부할 여유가 생길 것이라고 여기는 듯하다. 그러나 이는 매우 잘못된 생각이다. 이는 이미 젊다, 늙었다 하는 모습에 떨어진 생각이며, 지금과 나중을 다르게 보는 잘못도 있다. 더구나 노후에는 신체가 허약해져 힘차게 뜻대로 마음공부를 하지 못하는 것이 현실이다. 척추도 약하고, 다리도 힘들고 말이다. 그래서 한시라도 젊을 때 하는 것이 도움이 된다. 알았으면 바로 실행하는 것이 정답이다.

질문 일곱
마음공부 같은 것은 인생에 고난이나 고민이 있는 사람들이나 하는 것이지, 우리처럼 원하는 대학에 들어왔고, 좋은 직장에 다니고, 행복한 가정을 이룬 사람들에게는 해당하지 않는다고 생각하는 사람들이 있다.

현재의 생활에 불만과 걱정이 없다고 하는 대학생, 직장인 등이 이런 말을 하곤 한다. 고생 끝에 원하는 대학에 들어왔고, 그래서 좋은 직장이 눈앞에 보이고, 가정도 행복하다. 그래서 마음공부 같은 것은 필요하지 않다고 이야기한다. 과연 그럴까?

우리가 느끼는 만족과 행복은 모두 모습에 속한다. 그래서 그 만족과 행복은 변화하기 마련이다. 단지 시간적으로 차이가 있을 따름이고, 질적으로 차이가 날 뿐이다. 우리 각자의 생활 모습은 항상 변하므로, 환경에 흔들리지 않는 마음을 유지하도록 공부를 해야 하는 것이다.

사실 고난과 고민으로 참된 마음공부를 만나면, 대단한 행운이다. 그러나 그런 사람은 고민과 고난이 해결되면, 마음공부에서 멀어진다. 안타까운 일이지만, 실제로 자주 벌어지는 일이다.

고민과 고난, 행운과 행복도 우리가 비교하여 느끼는 상대적인 것이다. 이 상대성을 잘 안다면, 제대로 마음공부를 하게 될 것이다. 살면서 어떤 일이 생길지는 아무도 모르는 것이다. 또한 죽음 앞에서도 의연하게 행복한 사람이 과연 몇이나 될까. 우리는 마음공부를 통하여 고난과 고민, 행운과 행복뿐만 아니라, 삶과 죽음에도 의연하게 대처해야 한다.

질문 여덟

나는 돈 많은 부자가 되고 싶다. 그런데 가만히 보니까, 마음공부는 부자 되는 것에 부담이 되는 것 같다.

마음공부는 마음을 집중하므로, 하고자 하는 일에 능률적으로 대처할 수 있다. 그래서 뜻한 바를 이루는 데 도움이 된다. 부의 창출도 마찬가지다. 만약 부자 되는 것이 희망이라면, 열심히 사업해서 부자가 되도록 하면 된다. 단지 마음공부는, 성공해도 너무 기쁘지 않고, 잘난 체하면서 남을 무시하지 않으며, 또한 실패해도 낙담하지 않는 것을 말하는 것이다. 그 이유는 성공과 실패도 비교하여 상대적으로 판단하는 모습이기 때문이다.

있으면 있는 형편으로 쓰면서 명상수행하고, 없으면 없는 형편으로 쓰면서 명상수행하고, 중산층이면 중간으로 쓰면서 그냥 명상수행하면 된다. 부자, 가난뱅이, 중산층이라는 핑계를 대면서 명상수행을 기피하지 말라.

행여 마음공부·명상수행을 잘 실천하지 않는 자신의 행위를 면피하는 수단으로서, 명상수행을 하면 가난해진다거나, 부를 축적하지 못한다거나 하는 따위의 말은 삼가야 할 것이다. 그런 헛소리를 하는 대신에, 그냥 열심히 명상수행을 하면 모든 경제적·사회적인 문제가 줄줄 풀릴 것이다.

그것은 명상수행하는 마음이 돈이라는 모습, 체면이라는 명분의 모습에 떨어지지 않기 때문이다. 없어도 좋고, 있어도 좋고, 줄어도 좋고, 늘어도 좋고, 지위가 높아도 되고, 낮아도 된다. 단지 명상수행하면서 자신의 인연처因緣處에 맞도록 일하는 것이다. 재산의 많고 적음과 줄고 늘어나는 것은 인연에 맡기는 것이다. 이것이 바로 참된 행복이요, 돈으로부터의 자유가 되는 것이다. 이것 외에 돈으로부터의 자유와 행복은 없다.

질문 아홉
부자는 과연 행복할까? 부자는 결코 불안하지 않을까? 보통사람들은 부자가 되면 행복하고 절대 불안할 일이 없다고 여긴다.

우리가 자본주의사회에 살다보니, 가난과 부에 대한 이야기가 많다. 부자에 대해 몇 마디 하고자 한다. 돈이 많은 것도 적은 것도 모두 상대적이다. 평소 부자라고 생각하는 사람도, 자기보다 더 많이 가진 사람을 만나면, 상대적으로 가난함을 느낀다. 있고 없다는 것도 결국 상대적인 평가라는 것이다.

그리고 우리 대부분은 어느 정도의 재산을 목적으로 경제활동을 하여 그 목적이 달성되면, 금세 또 다른 재산 축적의 목적을 갖게 된다. 부富라는 것은 자본주의 경제생활의 목적으로서 만족을 모르고 끊임없이 추구하는, 만족이라는 것을 모르는, 대표적인 가변可變하는 모습의 상태를 나타낸다. 또 우리 자신은 재벌 정도가 되면 충분히 스스로 만족할 것으로 여기지만, 재벌들도 항상 더 많이 가지려고 하며, 가진 재산이 줄거나 없어지지는 않나 하고 늘 겁먹고 걱정하며 불안해한다.

이처럼 부유함은 상대적인 가치로서 마음공부의 절대 행복에 도움이 되지 않는다. 오히려 부유함의 추구를 위한 인생의 시간적·에너지적인 소모가 더 큰 문제이다. 그 이유는 그 부유함으로 인하여 명상수행의 참된 맛은 고사하고, 그 언저리도 밟지 못하고 인생을 마감하기 쉽기 때문이다.

그래서 성실하게 열심히 사회생활하면서 마음공부하고 지내면 된다. 만약, 큰돈을 벌어야하겠다는 생각이 들면, 정당하게 노력하면 되는 것이다. 단지, 그 결과에 연연하지 말고 하라는 것이다. 그냥 꾸준하게 죽을 때까지 마음공부하면서 돈 벌면, 가난과 부의 문제는 자연스럽게 해결이 된다.

질문 열

남학생들이 자주 하는 푸념이다. 폼 나는 육체미가 부럽다는 것이다.

근육질의 몸매도 그러하다. 젊은 친구 중에는 자신의 근육 상태가 자랑스러워도 더 멋진 근육질을 보면 바로 주눅이 든다거나, 아니면 다른 사람의 근육질을 부러워하기도 한다. 이는 모두 근육질이라는 모습에 집착하는 것이다.

그래서 혹시 내가 한번 근육질이 되고 싶은 마음이 일어난다면, 열심히 운동해서 근육질을 만들면 될 것이다. 상대의 상태를 부러워하거나, 나의 상태를 부끄러워하는 등의 열등과 우등의 상대적인 모습에 떨어지는 생각과 행위는 마음공부·명상수행과는 전혀 다른 길로

가는 것이 된다.

    나의 생각과 육체의 어떤 상태도 역시 하나의 모습으로 가변적인 것이며, 이에 대한 어떤 고정된 관념의 형상形相을 가지지 않는 것이 바로 생활과 함께하는 마음공부·명상수행이 되는 것이다.

질문 열하나

한국은 1등 제일주의가 판치는 사회라고 한다. '오직 1등만 기억한다'고 강조하면서, 1등을 향해 달리기를 교육한다. 더불어 우리는 평소 학교 교육에서 겸손하라고 배운다. 그래서 막연히 겸손을 실천해야 한다고 믿는다. 속으로는 그러하지 않더라도 말이다.

1등을 보자. 내가 잘해서 1등 된 것이라고 여긴다면, 이는 지나친 아상我相에 집착하는 것이 된다. 성적의 1등은 2등 이하와 상대적으로 비교하여, 내가 1등이 되는 것이다. 만약 1등인 나보다 더 좋은 성적을 만난다면, 2등으로 강등하게 될 것이다. 그래서 1등은 2등이 있기 때문에 되는 것이다. 여기서 겸양謙讓, 겸손의 마음자세가 생기는 것이다.

    진정한 겸양은 이론적인 가식이 아니라, 나라고 여기는 생각 즉, 아상이 없으면 당연히 저절로 생겨나는 마음 자세이다(우리는 억지로 만들지만 말이다).

    아상이 없으려면, 마음공부·명상수행이 가장 좋은 방편이다. 그래서 1등으로 장학금을 받았다면, 2등 이하의 친구들에게 감사하다는 생각을 가져야 올바른 명상수행자로서 사회생활을 하는 것이 된다. 직장생활에서도 마찬가지다. 승진하면 할수록 겸손의 태도가 저절로 생겨나는 것이 중요하다.

나라에서도 마찬가지다. 승자는 패자를, 부자는 가난한 자를, 건강한 자는 허약한 자를, 여당은 야당을, 미인은 못생긴 자를, 어린 사람은 어르신을, 노인은 어린 사람을, 서울 사람은 지방 사람을 고려하고 배려하는 사회가 되는 것이 바로 명상수행의 목적이기도 하다. 이런 사회가 바로 고대와 중세 동북아시아의 성현들께서 말씀하신 음양화평陰陽和平의 성인군자聖人君子의 세상이요, 참다운 도인道人, 대인大人의 세상이 되는 것이다.

질문열둘
마음공부·명상수행에서 단계별 공부를 명시하는 것이 중요하지 않은가?

우리의 마음자리에는 단계가 없다. 단지 마음을 활용하는 것에서 차이가 나는 것이다. 만약 마음공부에 단계별 차이를 그린다면, 이 마음, 저 마음 하면서 구분하여 비교하는 것이 되고 만다. 마음공부에서 마음은 근본 자리로서, 차별이 없다. 이 차별 없음을 알도록 하는 것이 마음공부·명상수행이다. 그래서 마음공부에서는 단계별 공부를 말하지 않는다.

간혹 어떤 수행 단체나 조직에서 단계별 점검을 하고 관리를 하곤 하는데, 이는 하나의 방편에 불과한 것이다. 하나의 방법과 수단에 불과하다는 말이다. 그래서 그런 단계에 얽매일 필요가 없다. 그냥 마음공부·명상수행하면 된다. 만약 이런 단계별 공부를 강요하면, 그 공부는 하나의 집착이 되고 만다.

질문 열셋
책에 제시한 여러 가지 공부법 중에서 무엇을 먼저 하고, 나중에 하면 좋은가?

자신의 마음에 그럴 듯하다고 여기는 그 놈을 공부하면 된다. 생활과 함께 꾸준하게 실행하다보면, 자연스럽게 자리를 찾아가게 된다(마음이 주인공이니까 말이다).

물론 공부 방식의 우열을 가릴 수도 있지만, 우선 자신의 심중에 들어오는 방법을 가지고 시작하는 것이 중요하다. 하다 보면, 그 방법으로 계속 가기도 하고, 다른 방법을 찾기도 하고 그렇게 펼쳐지는 것이다.

단, 무슨 방법으로 공부를 하든지 간에 '모습 없는 마음이 온갖 일들을 하네'라는 기본으로부터, '모습의 경계에 떨어져서 집착하지 않도록 하자'는 생활 속의 실천이 중요하다.

질문 열넷
많은 사람들은 육체의 다른 기관이 마음의 대행기관으로 작용한다는 것에 대하여 거부감을 느끼지 않지만, 유독 두뇌가 마음의 대행기관이라는 점을 잘 받아들이지 못한다. 그 이유는 무엇일까?

물질과학에서 생각과 생명의 주체는 두뇌라고 한다. 그렇게 연구하고 교육하고 있다. 요즘 발전하고 있는 뇌과학에 힘입어, 인간의 문화와 철학, 종교 등도 모두 두뇌의 작용 결과라고 한다. 맞는 말이다. 물질, 현상적인 모습의 차원에서 보면 말이다. 그러나 그것이 다는 아니다.

세포가 생명의 주체가 되는 시절이 있었다. 요즘은 유전자가 생명의 주체가 된다. 뇌과학이 발전할수록 인간의 정신활동은 모두 두뇌 중심으로 정리될 것이다. 앞으로 수많은 세월이 흘러서 보다 더 우수한 과학기술이 연구 개발되면 뇌과학과는 다른 방식으로 또 다른 주장을 할 것이다. 세포에서 유전자로 변화한 것처럼 말이다. 이런 것은 모두 모습의 차원에서 접근하는 방식이다.

마음공부·명상수행에서는 모습 없는 마음이 온갖 일들을 하는 것으로 여긴다. 우리들의 생각도 '본연의 마음'이 두뇌라는 대행기관을 통하여 일으키는 현상이다. 두뇌가 주인공으로서 생각을 일으키는 것이 아니라, 마음이 지시하면 두뇌가 물질적인 작용을 일으킨다는 것이다. 즉, 물질, 현상, 사건 사고 등의 모습에 접촉하여, 본연의 마음이 작용해서, 작용의 마음이 나타나고, 단계적으로 정신 사유활동의 과정이 일어난다.

현대의 많은 사람들은 육체의 다른 기관이 마음의 대행기관으로 작용한다는 것에 대하여 거부감을 느끼지 않지만, 유독 두뇌가 마음의 대행기관이라는 점을 받아들이지 못한다. 이는 두뇌가 마음을 일으키는 본체라고 여기기 때문이다. 그러나 두뇌가 일으키는 마음은 생각 등에 해당한다.

마음공부에서 말하는 마음은 생각(두뇌의 작용으로 나타나는 마음)을 일으키는 본연의 마음을 말한다. 두뇌 이전의 마음이다. 그래서 두뇌를 대행기관이라고 한다. 어디 생각하는 것뿐이랴. 보고, 듣고, 맛보고, 냄새 맡고, 느끼고 하는 모든 것이 본연의 마음의 작용이다(그런데 우리는 과학교육의 결과로 두뇌가 우리 인생의 주체라고 여기며 살아간다).

질문 열다섯

'고대와 중세 동북아시아의 마음공부·명상수행'이라고 하는 것에는 특별한 이유가 있는가?

책에서 말하는 내용은 새롭게 만든 것이 아니다. 역사적으로 고대와 중세에 걸쳐서, 물질과학문명이 발달하기 전에, 그래서 현대와 비교하여 모습에 떨어져서 집착하는 일이 비교적 적을 때에, 중국·한국·일본 등 동북아시아 지역에서 우리 선조들이 인생의 의미와 문제를 유불선에 근거하여 해결하려고 공부한 방법이다. 《동의보감》도 유불선의 정신문화에 근거하여 구성된 것이다. 다행스럽게 그 역사의 정통성이 한국에서 이어지고 있으며, 가치를 인정받고 있다.

간혹 고대와 중세 동북아시아 마음공부·명상수행을 제대로 공부하지 못한 이들이 동남아 지역의 방식이나, 인도나 티베트 방식, 현대 서구의 방식 등을 경험하고서, 이런 유의 마음공부·명상수행을 주장하고 전파하고는 하는데, 일견 나름 의미있는 일이라고 여겨지나, 결과적으로는 안타까운 마음이 든다. 고대와 중세 동북아시아 마음공부·명상수행을 제대로 경험하였다면, 다른 곳과 다른 것에서 찾지 않았을 텐데 말이다.

중요한 것은, 모습 없는 마음이 우리의 온갖 것을 굴린다는 것을 아는 것이고, 그래서 모습에 집착하지 않고 지내야 한다는 것이다. 비록 완전히 마음공부·명상수행을 터득하지 못했을지언정 말이다.

질문 열여섯
마음공부·명상수행을 함께 말하는 이유는 무엇인가?

사실 마음공부라고 해도 되고 명상수행이라고 해도 되는데, 그동안의 경험으로 보면 마음공부라고 말하면 무슨 말인지 알아듣지 못하거나, 어떤 종교적인 내용으로 오해를 하곤 한다(여기서 종교는 기복적인 종교를 말한다). 또 명상수행이라 하면 인도, 티베트 등의 불교 등을 생각하거나, 정신적인 문제를 해결하는 방식 등으로 인식하거나, 우리 생활과는 전혀 다른 것으로 여기기도 한다. 그래서 한번 합쳐 봤다.

그래서 말들이 많다. 마음공부와 명상은 다르다, 명상과 수행은 다르다, 목적과 수단이 다르다고 한다. 또 유가 쪽에서는 도가와 불가를 무시하고, 불가 쪽에서는 유가와 도가를 배척하면서 유아독존이고, 도가 쪽에서는 유가와 불가를 힐난하기도 한다.

알고 보면, 이 모든 것들이 '하나'에서 나온 것이다. 바로 마음이다. 그래서 이를 두고, 무엇이라고 말해도 된다. 모습이 없으니까 말이다. 진리, 참된 이치, 마음, 도, 무, 무극, 태극 등등으로 말이다. 중요한 것은, 시비에 휘말리지 말고, 자신의 바탕자리를 공부해서, 중심을 잡고서 영특스러운 기둥을 우뚝 세우는 것이다.

마음 동의보감
동의보감으로 배우는 생활 속의 명상

지은이 | 김경철
초판 펴낸날 | 2013년 12월 6일
3쇄 펴낸날 | 2020년 6월 18일

펴낸곳 | 도서출판소동
펴낸이 | 김남기

편집 | 윤미향
표지 디자인 | 박대성
본문 디자인 | 소나무와 민들레
사진 | 남규조
본문 일러스트 | 장영수

등록 | 2002년 1월 14일 (제 19-0170)
주소 | 경기도 파주시 돌곶이길 178-23
전화 | 031 955 6202
팩스 | 031 955 6206
블로그 | http://blog.naver.com/sodongbook
전자우편 | sodongbook@naver.com

ISBN 978 89 94750 12 5 (03180)
값 15,000원

이 도서의 국립중앙도서관 출판시도서목록(CIP)은 서지정보유통지원시스템 홈페이지
(http://seoji.nl.go.kr)와 국가자료공동목록시스템(http://www.nl.go.kr/kolisnet)에서
이용하실 수 있습니다. (CIP제어번호 : CIP2013025445)

* 잘못된 책은 바꾸어드립니다.